みんなの衛生委員会

井上 敬
産業医

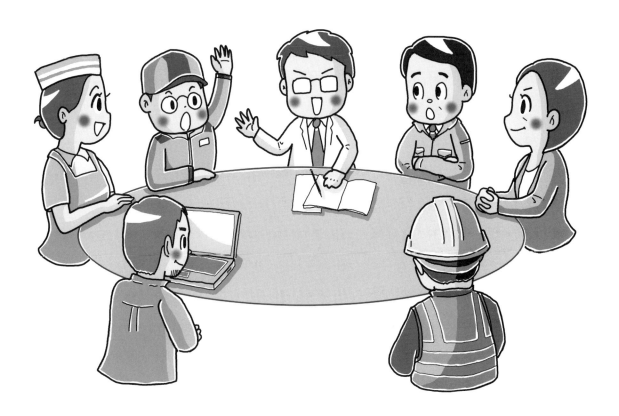

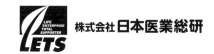
株式会社 日本医業総研

はじめに

私は25年前に、救急外来で深夜、血を吐きながら心臓が止まった食道静脈瘤患者の蘇生をしていました。大阪の病院で研修を始めたのは、20世紀末の1999年です。そこは今から思えば地獄絵図のようなところで、交通事故に遭ったり、心臓の血管が詰まったりした人の治療を、一秒でも早く進めることに意識を集中していました。月に10回くらいは病院に泊まり、軽症から最重症まで、急病患者の初期治療に従事していました。その頃の様子を夢に見ることが今でも時々あります。辛い思い出がほとんどでしたが、医師としての、そして人生の修行としてはとても重要な時期であったと考えています。

2005年に産業医になり、機械製造工場や製鉄所での勤務を経て、今では、健康診断で糖尿病が悪化していることが見つかった労働者に受診を促したり、仕事で心が傷ついた人の復職支援をしたりしています。同じ医師でもここまで仕事が違うのか、というくらい業務内容が異なっています。産業医になって20年が経ち、これまでの仕事を振り返る余裕が出てきました。治療医学から予防医学に転向した自分の選択は正しかったのではないか、と考えています。

健康診断で糖尿病が見つかる→糖尿病内科で投薬治療を受ける→動脈硬化が進み血管が詰まり、循環器内科でカテーテル治療を受ける→さらに血管が詰まり、心臓外科で冠動脈バイパス手術を受ける→心臓が止まり、救急外来で心肺蘇生を受ける。このような感じで病気は進んでいきます。産業医は最上流から患者の人生に介入し、救急医は最下流で介入します。産業医学の世界では、個人の健康管理においても、職場の労働災害の防止においても、最上流からの介入が最も有効であると考えられています。予防に勝る治療なし、というのが、医師になって四半世紀を過ごした私の実感です。

日本には労働安全衛生法という予防医学的な法律があり、労働者は手厚く保護されています。ただ、その強い権利についてはあまり知られていません。それを労働者に知らせる重要な場が、衛生委員会です。ですが、衛生委員会は、司会者の独壇場になったり、産業医の独演会になったりしがちです。労働者の自由な発言が活発に見られるような理想とは遠い事業場が多いのが、日本の現状ではないかと思います。衛生委員会が労働者主体の活発な空間になることを願って、この本を執筆しました。真面目な医学や法律の知識と、面白いギャグマンガの混成を楽しんでいただけるように工夫しました。衛生委員会の資料として、事業場の総務担当者の方や、産業医の先生方に活用いただければ幸いです。

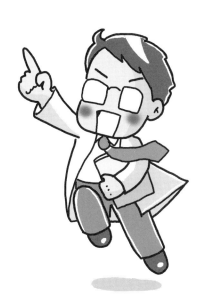

井 上　敬

CONTENTS

はじめに・・・・・・3

Chapter 1
体の病気

1 インフルエンザ・・・・・・8
2 ノロウイルス・・・・・・10
3 花粉症・・・・・・12
4 五月病・・・・・・14
5 熱中症・・・・・・16
6 食中毒・・・・・・18
7 沈黙の臓器「肝臓」・・・・・・20
8 腰痛・・・・・・22
9 頭痛・・・・・・24
10 長引く咳・・・・・・26
11 高血圧・・・・・・28
12 糖尿病・・・・・・30
13 脂質異常症・・・・・・32
14 睡眠時無呼吸症候群・・・・・・34
15 アナフィラキシー・・・・・・36
16 乳がん・・・・・・38
17 貧血・・・・・・40
18 更年期障害・・・・・・42
19 ワクチン・・・・・・44

Column シンゾウさん、ありがとう・・・・・・46

Chapter 2
心の病気

1 睡眠・・・・・・48
2 適応障害・・・・・・50
3 発達障害・・・・・・52
4 てんかん・・・・・・54
5 アルコール依存症・・・・・・56
6 認知症・・・・・・58
7 セロトニン・・・・・・60
8 ドーパミン・・・・・・62
9 メンタル不調の復職支援・・・・・・64
10 ブルーマンデー症候群・・・・・・66

Column なんじゃい、そんなもん・・・・・・68

Chapter 3
労働安全衛生法

1 企業の健康配慮義務・・・・・・70
2 衛生管理者と安全管理者・・・・・・72
3 産業医と保健師・・・・・・74
4 安全衛生委員会・・・・・・76
5 一般健康診断・・・・・・78

6 特殊健康診断 80
7 健康診断と実施後の措置 82
8 受診拒否 84
9 過重労働面談 86
10 ストレスチェック 88
11 労働者の健康保持義務 90
12 労働安全衛生法の関連法令 92

Column 喉元過ぎれば…
.... 94

Chapter 4
労働災害の予防

1 VDT症候群 96
2 化学物質過敏症 98
3 血管迷走神経反射 100
4 救急箱 102
5 ハラスメント 104
6 プレゼンティーイズム 106
7 割れ窓理論と5S 108
8 職場巡視 110
9 墜落災害 112
10 感染症法 114

Column マンガから考える未来予想能力
.... 116

Chapter 5
生産性の向上

1 健康経営 118
2 事務所則 120
3 ワーク・エンゲイジメント 122
4 受動喫煙 124
5 エナジードリンク 126
6 在宅勤務と
　仕事のパフォーマンス 128
7 働きがい向上の手法 130

Column 「24時間戦え」…ません
.... 132

Chapter 6
座談会

井上 敬 × 宋 裕姫 × 小川孝男
『いま産業医に求められていること』
.... 134

おわりに 150

書名の由来

私はサザンオールスターズの曲が大好きで、ほとんどの曲を聴きましたが、「みんなのうた」（1989年）という曲が最高だと思います。

悲しいのか楽しいのかよくわからない恋愛の歌なのですが、胸を膨らませて入社した新入社員が、仕事で辛い思いをした心情にも読めます。

本書のタイトル『みんなの衛生委員会』はこの楽曲を意識して選びました。

衆知を集めて職場改善につなげる。それが本書の狙いです。

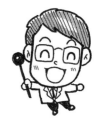

Chapter 1 体の病気

1 インフルエンザ ……… 8
2 ノロウイルス ……… 10
3 花粉症 ……………… 12
4 五月病 ……………… 14
5 熱中症 ……………… 16
6 食中毒 ……………… 18
7 沈黙の臓器「肝臓」… 20
8 腰痛 ………………… 22
9 頭痛 ………………… 24
10 長引く咳 …………… 26
11 高血圧 ……………… 28
12 糖尿病 ……………… 30
13 脂質異常症 ………… 32
14 睡眠時無呼吸症候群 … 34
15 アナフィラキシー …… 36
16 乳がん ……………… 38
17 貧血 ………………… 40
18 更年期障害 ………… 42
19 ワクチン …………… 44

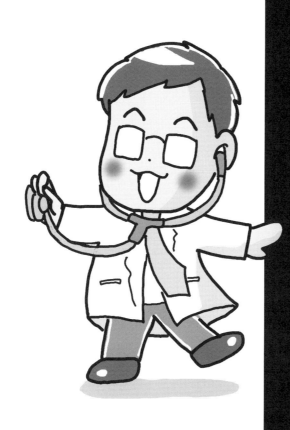

1 インフルエンザ

Q 冬になると、インフルエンザ感染で数名は欠勤します。

人事課長

インフルエンザで休む従業員が数名毎年います。
なぜ、冬に感染症が増えるのでしょう。寒いからですか？

A 4つの予防法・3つの体温管理がカギ

産業医

インフルエンザウイルスは**気温10℃、湿度20%のとき、空気中で最も生存しやすい**という研究（※）があるようです。
もう一つは、**気温が下がると体温も下がり、体温が下がると免疫力も下がる**ためです。**体温が1℃下がると免疫力が30％ほど下がり**、感染症にかかりやすくなります。
特に女性でデスクワークをされている方は、低体温の方が多いですね。

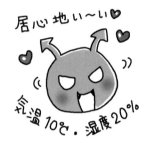

私、基礎体温が35℃台と冷え性ですから、感染リスクが高いかも…。
体温と免疫力には深い関係があるのですね。

2分間の○○○で50年間病気知らず？

インフルエンザの予防方法は、①**職場の温湿度管理** ②**予防接種** ③**うがい** ④**体温管理** の4つです。
私の知人で、22歳から75歳まで、なんと50年間、1日も病気で欠勤したことがないという方がいます。
現在は、年商50億円の家具メーカーの会長をされています。
この方は毎朝2分間、うがいを欠かさず続けているのです。
じつは起床時、私たちの喉には**ウイルスを含めた雑菌**がたくさんいます。
朝のうがいは、これらを**洗い流す**効果があるのです。

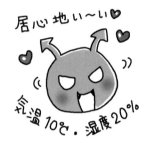

インフルエンザを含めた感染症の予防方法は全て同じで、
感染(infection)と、**発症**(onset)の2段階でくい止めるということです。
感染をくい止めるのは、**温湿度管理とうがい**です。
発症をくい止めるのが、免疫力の向上です。具体的には**予防接種**と**体温管理**になります。

起床時の喉が雑菌だらけとは！
2分間のうがいは大変そうですが、感染予防になるならやってみます。

真冬のビールやアイスは自殺行為!

体調管理の方法も紹介しましょう。
冬、自然に体温が上がる方はいません。放っておくと、気温と共に体温も下がります。
そこで体温管理が重要です。体温管理の方法は、① **運動**　② **食事**　③ **入浴**　です。

運動とは、**歩行など「有酸素運動」**のことです。歩くと筋肉から発熱し、体温が上がります。
これが**最も重要な体温上昇方法**です。**50分**または**約8000歩**は歩くといいでしょう。
歩き過ぎはかえって、足首や膝の関節を痛めます。走るのもあまりオススメできません。自転車はOKです。

また、厳冬期の駅のホームなどで缶ビールを飲む男性や、
ミニスカート姿でアイスクリームを食べている女性を見かけますが、あれはまさに自殺行為です。
食事では、冬は鍋物やおでんなど温かいものを食べ、体を冷やす生野菜サラダや
熱帯産のトロピカルフルーツを避けることが重要です。
また**ショウガ**や**ニンジン**、**ダイコン**、**ネギ**など、**体温を上げる食材**を摂ってください。
体に効能がある食材を摂る「薬膳」を勉強するといいですよ。

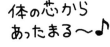

そして、入浴も大切です。夏ならシャワーだけで構いませんが、
冬は40～42℃の湯温で15～20分は浴槽に浸かるのをお勧めします。
一人暮らしの方は、つい面倒でシャワーで済ませる方も多いと思いますが、
それでは体が冷えてしまいます。
人間は恒温動物で、体温が4℃上がるだけでも死につながります。
下がり過ぎてもよくないので、**体温の調整**は、健康管理のイロハの「ハ」
なのです。

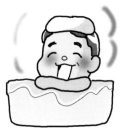

その話を聞いたら、風呂上がりの冷えたビールもほどほどにします…。

ちなみに、インフルエンザにかかった労働者が復職するめどに、法的な決まりはありません。
日数等については会社としての判断になります。

(※) HARPER GJ. (1961) Airborne micro-organisms: survival tests with four viruses.

今回のクイズ

インフルエンザの予防方法は、
① 職場の（　　　　　）度管理
② 予防接種
③ （　　　　　）
④ 体温管理　　の4つが大切です!

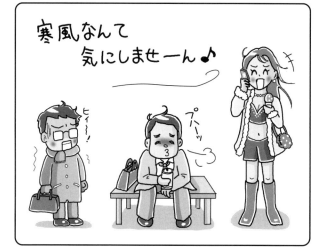

はみ出しメモ

インフルエンザ influenza は「影響された」というイタリア語で、英語の influence と同じ語源です。SNS上で影響力がある人「インフルエンサー」の意味にも今は使います。400年前の流行病では、細菌やウイルス等の微生物も発見されておらず、空気の汚れで広がる病気と認識されていました。21世紀のコロナ騒動のように、当時も社会を恐怖に陥れていたようです。

2 ノロウイルス

Q 社員がノロウイルスで休みました。

総務部長

20代の社員がノロウイルスに感染して休んでいます。友人同士の忘年会で、居酒屋で生牡蠣（なまがき）を食べたのが原因のようです。

A 冬はノロウイルスの季節！ まずは手洗いを

産業医

牡蠣って美味しいですよね。ですが牡蠣を含む二枚貝は、ややリスクがある食べ物なので、専門店など、**衛生管理をキチンとしている店**で食べたほうがいいと思います。

食中毒は夏場だけで、冬季は大丈夫だろうと誤解されがちですが、実はノロウイルスは**冬季に多く発生**します。忘年会や新年会のシーズンは、居酒屋の店員さんも疲労蓄積がピークにあります。またアルバイトの店員さんで、手洗いなどの基本行動ができていない店も多くあります。

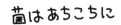
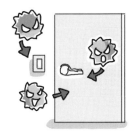
菌はあちこちに

そもそもノロウイルスってどうやって感染するんですか？

ドアノブや照明スイッチから感染することも！

ノロウイルスは、ごく少量でも食品や手指を介して口に入ると、24〜48時間の潜伏期間を経て増殖・発症します。さらに、非常に強い感染力を持っています。症状は**嘔吐・腹痛・下痢・発熱**で、1〜2日間症状が続いた後に治癒します。

主な感染経路としては、以下が挙げられます。

① **経口感染**：汚染された食品を加熱不十分な状態で食べる、
　　　　　　　感染者が調理したものを食べる二次的感染
② **接触感染**：感染者の排泄物（便・嘔吐物）に触れて感染、
　　　　　　　ウイルスが付着したトイレのドアノブなどに触れて感染
③ **飛沫感染**：感染者の嘔吐物が飛散した際、ウイルスが含まれた飛沫を吸い込んで感染
④ **空気感染**：感染者の便や嘔吐物が乾燥し、空気中に漂っているウイルスを吸い込んで感染

上＆下から辛さ倍増♪

ドアノブや照明スイッチなど、不特定多数の人が触れるものや、食品も気をつけないといけませんね。
ちなみに、私の知り合いの保健師さんは、25歳で保健師になった時、先輩の保健師さんから「貴女も今日から保健師だから、死ぬまで一度も牡蠣は食べないように」と指導されたようです。
その保健師さんはそれから10年間、一度も牡蠣を食べていないそうです。

私にはそこまでは無理です…。
ちなみに、ノロウイルスの予防方法は？

拭き取りには塩素系漂白剤が有効です

食品で言えばノロウイルスは熱に強く、60℃30分間の加熱でも死滅しないようです。
中心温度が **85～90℃で90秒以上加熱**すれば、ウイルスをやっつけられます。
そして、やはり**手洗い**が重要です。殺菌というより**洗浄**を目的としています。
殺菌でウイルスを殺すのではなく、そのまま洗い流すことが目的です。
インフルエンザウイルスは呼吸器に、ノロウイルスは消化器に感染します。
予防方法としては、前者がうがい、後者が手洗いですね。
また、嘔吐物には**「次亜塩素酸ナトリウム」**での拭き取りが効果的です。
家庭用に販売されている**「塩素系漂白剤」**のことです。
消毒するものに合わせて、最適な濃度に希釈してください。**（図①）**

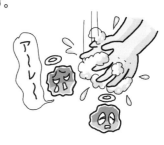

（図①）

市販の次亜塩素酸ナトリウムを含む液体の例		嘔吐物を処理したペーパーや汚染した床の消毒（0.1%に希釈）	調理器具やドアノブなど通常の消毒（0.02%に希釈）
原液濃度	商品名		
5%	●ハイター ●キッチンハイター ●ブリーチ　など	原液10mℓ ＋ 水500mℓ （ペットボトルのキャップ2杯分）	原液10mℓ ＋ 水2.5ℓ （ペットボトルのキャップ2杯分）
1%	●ミルトン ●ピュリファン　など	キャップ ＋ 水100mℓ	キャップ ＋ 水500mℓ

つい手洗いの大切さを忘れがちですが、社員にも手洗いを励行させます！

今回のクイズ

●ノロウイルスは強い感染力で、
（　　　　）季に多く発生

●85～90℃で（　　　）秒以上
しっかり加熱を！

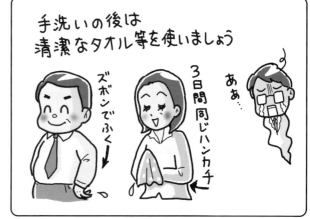
手洗いの後は清潔なタオル等を使いましょう

はみ出しメモ

ノロウイルスは、最初に発見されたアメリカ・オハイオ州の町 Norwalk から付けられました。吐物から感染しますが、普通は他人の吐物に接することはありません。ただし、例外は病院と居酒屋です。吐物で汚れた床を歩くと、靴の裏にウイルスが付着。アメリカでは土足で家に入りますから、家中がウイルスで汚染されてしまいます。汚れた床には要注意！

3 花粉症

Q 毎年、花粉症が辛いんです…。

人事課長

数年前から花粉症になりました。
この時季、職場でもくしゃみや鼻をかむ音がよく響きます…。
何か良い予防方法はないでしょうか？

A 有効な対策は3つあります

産業医

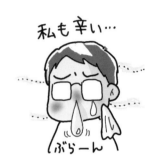
私も辛い…
ぶらーん

じつは私も花粉症です。お互い辛いですね。
さて、花粉症には3つの方法が有効です。
まず、1つ目は**予防的に薬を服用**して、**抗アレルギー薬を内服する方法**です。
花粉が飛散する1週間前から予防的に内服します。
2つ目は、**根治治療的に花粉の症状を軽減する方法（舌下免疫療法）**です。

花粉が飛び始める時季は、花粉の種類や地域、その年によっても違います。そこで、日本気象協会の花粉飛散情報（花粉飛散予測）を参考にして、花粉が飛散する前に、抗アレルギー薬を内服しましょう。**(図①)**

「根治療法」ってどんなもの？ 完全に治るの？

花粉症の薬って眠くなったり、口の中が渇いたりします。
就業中や運転中に飲むのはちょっと…。でも、飲まないのも辛い。

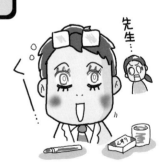
先生

個人差はありますが、最近は**眠くなりにくい薬**もあります。
処方を受ける際は、耳鼻咽喉科に受診し「眠くなりにくい薬を希望」を
伝えましょう。
有効な対策に「根治治療」が挙げられます。根本的な体質改善が期待でき、
長期間症状を抑えたり、症状をやわらげたりする効果があります。
対策2つ目の「舌下免疫療法」は「アレルゲン免疫療法」とも呼ばれます。
花粉症の原因となる物質（アレルゲン、抗原）が配合された治療薬を「舌の下」にしばらく含んでから飲み込んで、体内に少しずつ取り入れ、免疫をつくる治療法です。スギ花粉症またはダニアレルギー性鼻炎と確定診断された方が治療を受けられます。
効果が現れるまで、少なくとも8～12週間は必要なので、**スギ花粉の飛散が始まる3カ月以上前の6～11月末までに治療を開始**することが必要です。
2年間は継続することをお勧めします。耳鼻咽喉科にご相談ください。

ビタミンDの摂取が免疫力を強化！

対策の3つ目に、**ビタミンDを摂取**する方法があります。これは免疫力を強化する方法のひとつです。ビタミンDはカルシウムと関係が深い、骨の代謝に関わるホルモンです。最近、ビタミンDが**免疫**に深く関係していることが分かってきました。ビタミンDが白血球の活動を制御し、**アレルギー症状を緩和**させるようです。花粉症の予防にもつながると考えられます。

ビタミンDは食事から摂取以外にも、**皮膚でも合成**できる珍しいホルモンです。日光が皮膚に当たるとビタミンDが合成されます。冬は日光が弱く、さらに厚着をするため、日本にいると皮膚でのビタミンD合成が少なくなります。環境省は「両手の甲に1日1回、日なたで約15分あるいは日陰で約30分日光にあたる」ことを勧めています。（※1）

食事では、**キクラゲ**がビタミンD含有量トップの食材です。ほか**干しシイタケ**や**シラス干し**にも含まれ、いずれも**太陽光を当てた食材**です。ちなみにキクラゲは漢方では薬の扱いになっているほどです。または、この時季だけ**サプリメント**でビタミンDを摂取するのも一案です。

理想は、1～2月の花粉症シーズンの前にハワイに行って、たっぷり日光浴することですね。

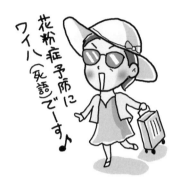

先生、そうしたいのはやまやまですが…。
ともあれ、食事と日光でビタミンDを増やし、花粉症をやわらげたいです！

（図①）スギ花粉 飛び始め予想

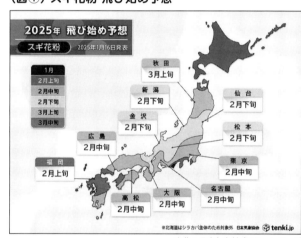

出典：日本気象協会 ホームページ

（※1） 出典：独立行政法人国立環境研究所 中島英彰, 宮内正厚(2013)「体内で必要とするビタミンD生成に要する日照時間の推定」

今回のクイズ

花粉症の予防には、
① 根治治療
② （　　　　）免疫療法
③ ビタミン（　　　）摂取
　　　　　　　　　が有効です！

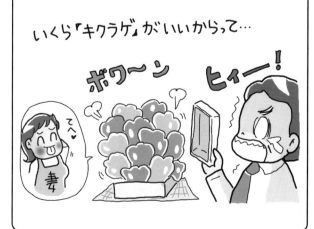

はみ出しメモ

韓国や沖縄では、春の花粉症はほぼないようです。日本の花粉症は、長年のスギの植林が原因だとか。政府は税金を使って病気を増やしたことになります。ホメオパシーなど、代替医療で花粉症をやわらげる方法もあるので、薬が苦手な方は調べてみても。保険適用される医学では抗ヒスタミン剤と抗アレルギー剤の併用が、現時点で最も効果的な治療です。

4 五月病

Q 「五月病」という病気は本当にあるのでしょうか？

総務部長

新年度から1カ月経ち、ゴールデンウイークが明けたころから、不調を訴えて休む社員が見られます。「五月病では?」という声もありますが、そもそも五月病って本当にある病気でしょうか？ なまけ病ではないのでしょうか？

A 中高年の社員でも起こります

産業医

「五月病」は正式な病名ではありませんが「4月に就職や異動などで環境が変わった労働者が、1カ月後に精神的な不調をきたす」という文脈で使われています。

新生活は慣れないことも多く、知らず知らずのうちにストレスがたまり、気づかないまま無理をしてしまいますよね。

「五月病」は、正式な病名としては「適応障害」という医学用語がよく使われます。

「適応障害」は近年よく聞かれますが、うつ病と同一ではありません。

精神科医も、いきなり「うつ病」と診断しません。「職場環境に適応できない状態」として、まず「適応障害」と診断し、その後「うつ病」と診断が変わることもあります。

じつは中高年の社員でも、4月に転勤などで職場環境が変わり、5月頃に精神状態が悪化することもあります。

新入社員の五月病については、
① 学生生活から社会人生活への変化についていけない
② 自分に過度に期待していたが、1カ月では思ったように仕事ができるようにならない
③ 就職活動に注力し過ぎて「燃え尽き症候群」になっている　などがあります。

五月病の症状ってどんなもの？

「五月病」の症状には、意欲の低下、睡眠障害、食欲の低下、身体のだるさ、疲れやすさ等、様々な症状があります。五月病と思われそうな従業員がいたときは、**産業医面談を設定後、心療内科や精神科への受診が必要かを判断することが重要**です。

昔は「飲みニケーション」と言って、上司が部下を酒席に連れ出し悩みや本音を聞くことがあり、一定の精神的な支援効果はあったと思います。

私も昔はよく上司や先輩と飲みに行きました。
ただ、最近は若い人を誘っても敬遠されがち。このやり方は難しいんですよね…。

新入社員には入社後すぐの「保健師面談」が奏効

ところで、メンタルの不調を防ぐため、入社半年後、新入社員全員に「**保健師面談**」を実施し、軽症の段階から介入して重症化予防を目指す企業もあります。じつはこの「**入社半年後**」がポイントなのです。

入社約半年後は、職場や仕事にある程度慣れたころ。不安や不満、疑問が生じてくる時期でもあります。

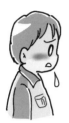
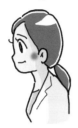

保健師に相談を

職場では言えない悩みを持つ可能性もあり、このタイミングでの面談は効果的です。

保健師面談では、医療の専門家と整理し、対処方法を考え、業務上の困りごと（相談しにくいこと等）や、事業場に言いにくいことを聞き出す機会が作れます。20代からご自身の精神面に向き合い、保健師面談を受けるのは恥ずかしくありません。将来、不調を感じたときにも抵抗なく相談を受けられる利点があります。予防の視点は重要なんですよ。

確かに職場の上司や人事課より、第三者で医療職の保健師が話を聞く方が、新入社員も話しやすいですよね。私の入社時代も、そんな制度があればよかったな…。

「屋根瓦方式」で五月病を防ごう！

ほか「**屋根瓦方式**」という新人教育体制があります。
新人に入社数年の先輩をつけてサポートすることです。「**メンター制度**」とも呼ばれます。

20代前半の新入社員にとって、年齢が離れた上司や先輩は、
世代間が遠過ぎてロールモデルになりにくいですよね。
そこで、年齢の近い先輩をサポート役に任命することで、
新入社員も相談しやすく、教える方も勉強になるのです。

「五月病」は、真面目で几帳面、責任感の強い人がなりやすい病気です。
早期発見や新入社員面談の実施など、
予防的な視点で支援する体制づくりが重要なのです。

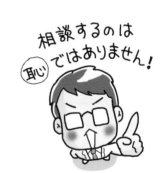

相談するのは 恥 ではありません！

今回のクイズ

- 五月病は誰でも起こり得る
- 新入社員には入社後時間をおかず
  （　　　　）師面談を
- 年齢の近い先輩がサポートする
  「（　　　　）方式」で予防を

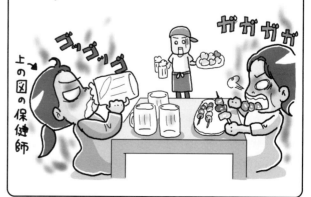

仕事後の居酒屋でストレス発散♡
上の図の保健師

はみ出しメモ

義務感や正義感が強く真面目な人、ミスを許せない完璧主義の人、私生活を犠牲にするほど仕事熱心な人、周囲を気遣い、自分へのいたわりが少ない人が五月病になりやすいようです。上手に手を抜くこと、ある程度のいい加減さ、仕事と無縁の趣味を持つこと、「利他よりまず自助」が五月病の予防に重要です。相談できる相手を作ることも大切です。

5 熱中症

Q 年々暑くなる夏。熱中症の対策は？

人事課長

地球温暖化なのか、年々暑くなっている気がします。
当社でも毎年、軽い熱中症の症状を訴える社員が1〜2名発生します。
熱中症対策は、いつから行えばいいのでしょうか？

A 5月から対策を始めましょう

産業医

厚生労働省では、**熱中症予防対策として4月を「準備期間」**、
5〜9月を「実施期間」としています。
「5月から熱中症対策が必要なの？」と思う方もいるかもしれませんが、
統計を見ても、5月に熱中症になる社員（労働者）が発生しています。
また、5月以前や10月以降でも、熱中症は発生していますので、**（図①）**
夏以外にも熱中症対策は必要です。熱中症予防対策が十分でない職場では、
高温多湿となることも少なくありません。春は、身体が暑さに慣れていない時季。
発汗による体温調節ができず、体内に熱がこもり熱中症を発症しやすくなるのです。

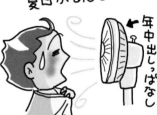
今や4月でも夏日があるし
年中出しっぱなし

なるほど。では、熱中症対策は何をすればいいのでしょうか？

WBGTが28℃を超えると熱中症リスク急上昇！

熱中症予防には ●WBGT管理 ●局所冷却 ●体温測定 ●強制飲水 の4原則があります。
中でも重要なのが**「WBGT管理」**です。
Wet Bulb Globe Temperatureの頭文字で、日本語では**「湿球黒球温度」**と訳します。
「熱中症指数」「暑さ指数」ともいいます。熱中症発生のリスクのある職場で、
暑熱管理を行うときに用いる指数です。
通常、温度計と湿度計で職場の環境は管理されていますが、それだけでは
足りません。そのため、単一の指数で熱中症の発症リスクが予想できるよう
に作った温度なのです。WBGTが28℃を超えると、熱中症のリスクが急上
昇します。**「熱中症指数計」**は1万円以下で購入できますので、労働環境の
管理にぜひお使いください。
そして、熱中症の予防で重要なのは、職場環境の管理です。WBGTが28℃
以下になるようエアコンなどを利用したり、休憩場所の整備や作業時間の短
縮も検討したりしましょう。

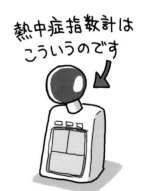
熱中症指数計はこういうのです

ただ、オフィス部門では可能ですが、倉庫や屋外など、クーラーで空間全体を冷却することができない場合もあります。WGBT管理も初めて知りました…。

熱中症は労働災害。予防も義務です

それはまずいです。WBGTという概念を全従業員に理解してもらう必要があります。それをしないと、企業は安全配慮義務違反になりますよ。

屋外の場合、労働者一人ひとりへの局所冷却となります。立ち仕事の場合はスポットクーラーが有効です。

動き回る業務の場合は、ファン付きなどの空調服を考慮ください。一着1万～2万円と、さほど高額ではありません。

熱中症は**危険業務**による**労働災害**で、その予防も義務付けられています。熱中症の発症を予防するためには、**健康管理も大切**です。喉が渇いていなくても定期的に塩分や水分を摂る必要があります。時間を設けて強制的に水分を摂る「**強制飲水**」と、各自が好きな時に自由に飲める「**自由飲水**」の両方を取り入れることが理想です。

最近は、塩飴や塩分タブレットなどもあります。スポーツドリンクは水分・塩分の両方を摂ることができますが、糖分も多いので飲み過ぎないようにしてください。

作業中以外にも、**日常の健康管理が大切**です。睡眠不足や**体調管理**も大切です。管理監督者、社員がお互いに健康状態を確認し、暑さ指数に応じて**休憩**をとり、**水分・塩分を補給**しながら業務を行いましょう。

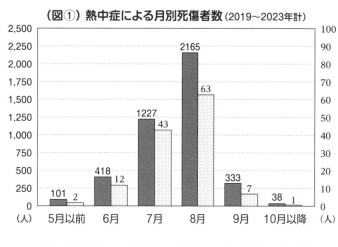

(図①) 熱中症による月別死傷者数 (2019～2023年計)

出典：厚生労働省「令和5年 職場における熱中症による死傷災害の発生状況（確定値）」

今回のクイズ

熱中症予防の4原則は 何でしょうか？
- WBGT管理
- （　　　　）冷却
- 体温測定
- 強制（　　　　）

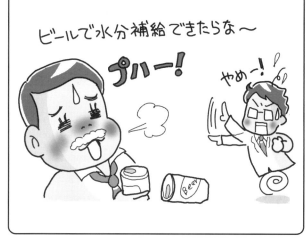

はみ出しメモ

WBGTは米軍が開発した軍事機密だったとか。海兵隊が敵地に乗り込む時、兵士たちに「気温29℃で湿度90％だから熱中症に注意を」と言っても、彼らも「?」ですよね。数字を2つ与えられると、人間は行動できないのです。そこで、気温と湿度から「熱中症指数」という1つの数字を作り「28℃を超えたらかなり危ないから注意を」という工夫は、すごい発明です。

6 食中毒

Q 食中毒の時季になりました。予防ポイントは？

総務部長

日ごとに暖かく、食中毒が気になる季節になってきました。最近、取引先の会社では仕出し弁当から食中毒が出たそうです。予防ポイントを教えてください。

A 敵の種類を知って予防しましょう！

産業医

食中毒の原因には様々な種類があります。(表①)

ちなみに、以前京都で発生した食中毒の事件では、日替わり弁当のキーマカレーから**ウェルシュ菌**が発見されました。最終的に1000名弱もの被害者が出たそうです。「香辛料がタップリで加熱もするカレーで食中毒？」と思えそうですが、加熱した食べ物でも食中毒になるのです。

(表①) 食中毒の種類

細菌	ウイルス
腸管出血性大腸菌　カンピロバクター サルモネラ　ウェルシュ菌　セレウス菌 黄色ブドウ球菌　腸炎ビブリオ　ボツリヌス菌	ノロウイルス A型肝炎ウイルス E型肝炎ウイルス

寄生虫	化学物質	自然毒
アニサキス クドア・セプテンプンクタータ	ヒスタミン 重金属 消毒剤 洗剤	【植物性自然毒】 毒キノコ　有毒植物 【動物性自然毒】 フグ毒　貝毒

出典：大阪府 ホームページ「食中毒の種類」より作表

わが家はカレーを作ると2〜3日は食べ続けます…。温め直せば大丈夫では？

ウェルシュ菌は別名「給食病」！

じつは私もカレーは大好物で、毎週行きつけの専門店に通っているほどです（笑）。
さて、カレーの**作り置きは危険**なんですよ。ウェルシュ菌という細菌が食中毒を引き起こします。
ウェルシュ菌は、加熱で死滅しますが、芽胞、つまり卵は熱では死にません。
それが生き残り、再びウェルシュ菌がよみがえるのです。
そして復活したウェルシュ菌が、**エンテロトキシン**という毒素を出して
食中毒を起こすのです。ウェルシュ菌は「**給食病**」の別名があるんですよ。
さらに、ウェルシュ菌による食中毒は「**カレー病**」とも呼ばれています。
冒頭のキーマカレーの弁当業者は、前日の晩にひき肉と玉ねぎをカレーで
炒める作業をした後、常温で一晩置き、翌朝弁当に詰める作業をしたそうです。

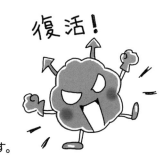
復活！

食中毒は、原因となる細菌やウイルスなどが食べ物に付着し、体内へ入ることで発生します。
食中毒を防ぐには、細菌やウイルスなどを食べ物に「つけない」、食べ物に付着した細菌を「増やさない」、食べ物や調理器具に付着した細菌やウイルスを「やっつける」という3つの原則が重要となります。（解説①）
また、食中毒というと飲食店での食事が原因と思えますが、家庭でも発生するので注意しましょう。

家での調理も気をつけなくては。
カレーは家族に好評でラクなのですが、1日分だけ作ります。
夏場は特に、焼肉や生ものを食べる機会が増えるので、
従業員と共有して食中毒を予防します。

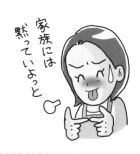
家族には黙っていよっと

（解説①）食中毒予防の原則

食中毒の原因菌は 「つけない」 「増やさない」 「やっつける」

① つけない ＝ 洗う！ 分ける！

手には多くの雑菌が付着しています。食中毒の原因菌やウイルスを食べ物につけないように、
以下のときは必ず手を洗いましょう。

- ●調理を始める前　●生の肉や魚、卵などを取り扱う前後
- ●調理の途中でトイレに行ったり、鼻をかんだりした後　●おむつを交換したり、動物に触れたりした後
- ●食卓につく前　●残った食品を扱う前

生肉や魚を切ったまな板などから、加熱しない野菜などへ菌が付着しないよう、**使うたび洗って殺菌しましょう**。
加熱しない食材を、先に調理するのも1つの方法です。
焼肉の場合、生肉用の箸と焼けた肉用の箸は分けてください。
食品の保管も、他の食品に付いた細菌が付着しないよう、**密封容器やラップの使用が大切です**。

② 増やさない ＝ 低温で保存する！

細菌の多くは、高温多湿な環境で増殖が活発化しますが、10℃以下では増殖が遅くなり、−5℃以下で増殖が停止します。食べ物に付着した菌を増やさないため**低温保存が重要**です。肉や魚などの生鮮食品やお総菜は、購入後早く冷蔵庫に。冷蔵庫内でも細菌はゆっくり増殖します。過信せず、早めに食べましょう。

③ やっつける ＝ 加熱処理！

多くの細菌やウイルスは加熱で死滅します。肉や魚、野菜も加熱すれば安全です。
特に肉料理は、**中心部を75℃で1分以上加熱しましょう**。
ふきんやまな板、包丁などの調理器具にも細菌やウイルスが付着します。
肉や魚、卵を使った後の調理器具は洗剤でよく洗い、
熱湯や台所用殺菌剤で殺菌しましょう。

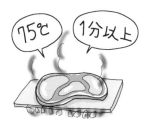

出典：政府広報オンライン「食中毒を防ぐ3つの原則・6つのポイント」を参考に一部修正

今回のクイズ

食中毒予防には、3原則が大切です。
① 細菌や（　　　　　　）を食べ物に「つけない」
② 食べ物に付着した細菌を「増やさない」
③ 食べ物や（　　　　　）器具に付着した細菌やウイルスを「やっつける」

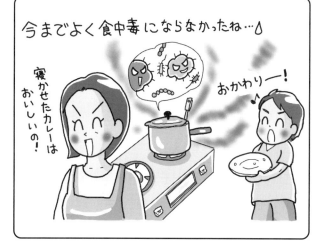

はみ出しメモ

カレーは、水や食品の衛生状態が低いインドで食中毒を起こさないため、数千年かけて発展させた料理です。その知恵の結晶を食べて食中毒になるというと「インド人もびっくり」でしょう。インドは人口が14億人を超えて世界一ですが、それはカレーのおかげかもしれません。日本人の感覚で言えば、味噌汁を食べて食中毒になるという感じでしょうか。

みんなの衛生委員会　Chapter1 体の病気　　　■実施日：　　／　／

7 沈黙の臓器「肝臓」

Q お酒が好きで毎日晩酌をしますが…。

人事課長

終業後、よく同僚と飲みに行きます。自宅でも毎日缶ビール1本は飲みます。健康診断が近いので、肝臓のため「休肝日」を作るべきでしょうか？

A ## 肝臓は85％機能が壊れても働く、けなげな臓器

産業医

健康診断で、最も多い異常は「脂質異常」で、次が「血圧」「肝機能異常」です。

肝機能異常の原因はお酒もありますが、それ以外の理由もあります。

肝臓は「**沈黙の臓器**」と呼ばれ、肝臓が悪くなっても、自覚症状はほぼ出ません。

肝臓には大きな力の貯えがあり、病気で肝臓の85％が壊れても、働き続けられるといわれています。

…なんと、けなげな臓器！
働きづめのサラリーマンを見ているようです（涙）。

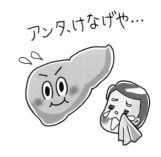

お酒を飲まなくても肝臓が悪くなる！

肝機能異常は、血液検査で「GOT（AST）」「GPT（ALT）」「γ-GTP」の数値から発見されることが多いのです。その後、腹部超音波（エコー）検査、CT（コンピュータ断層撮影）検査で**脂肪肝**が見られ、それが**慢性肝炎**に移行し、最終的には**肝硬変**と進行します。

脂肪肝とは、中性脂肪が肝臓にたまる疾患です。脂肪肝の原因は、①**肝炎ウイルス感染** ②**アルコール過剰摂取** ③**非アルコール性脂肪性肝疾患「NAFLD（ナッフルディー）」** です。

中でも③のNAFLDは、お酒をあまり飲まない非アルコール性の脂肪肝の人も発症することがあります。

1日あたりの純エタノールを男性で30g以上、女性は20g以上を毎日摂ると、アルコール性肝障害を起こしやすいといわれます。ビールなら男性で1日あたり750ml（大瓶1本強）、日本酒1合半、ワインはグラス2杯半、ウイスキーではダブルで1杯半です。これより1日の飲酒量が少ない人（女性は2/3以下）にみられる脂肪肝がNAFLDになります。そして、非アルコール性脂肪性肝疾患の多くは、肥満、糖尿病、脂質異常症、高血圧を伴い、肝臓に脂肪が蓄積した状態と考えられています。肝機能異常や脂肪肝が見つかった時点で、肝炎ウイルス検査で異常がなく、1日20g以下の飲酒量の場合、NAFLDと診断されます。

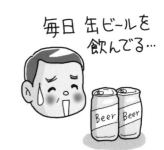

そのドリンク、角砂糖が何個分入ってる?

肝臓がいとおしく思えてきました。肝臓を守るため、何に気をつければいいのでしょう?

「**食事療法**」と「**運動療法**」が大切です。特に飲み物。**糖分**が多いジュースやコーヒーなどの飲み過ぎは要注意。糖分の過剰摂取が肝臓に負担をかけます。じつは、角砂糖10個分以上の糖分を含む飲み物は、案外多いのです。(**図①**) 目の前に角砂糖が10個あったら食べたいと思いますか? 飲料を飲む前、ぜひ糖分量のご確認を!

そして、人気のエナジードリンクにはナイアシン(ビタミンB3)が含まれています。ナイアシンの過剰摂取は肝臓の機能を低下させ、吐き気、胃のむかつき、筋肉の破損などの症状を起こします。

欧米の事例では、50歳の建設作業員の男性が、1日4～5本エナジードリンクを3週間飲み続け、急性肝炎を発症したそうです。極端なケースですが、飲み過ぎは毒です。

生活習慣を見直すためにも、企業での産業医や保健師の**保健指導**をぜひ受けてください。生活習慣病予防や現在の健康を維持、向上させる、医療職による支援です。本人の健康状態を把握し、食事や運動などで取り組める方法をサポートします。

(図①) 1本あたりに含まれる糖分の量
(角砂糖1個あたり3gで換算)

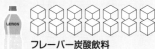
スポーツドリンク 500ml　約 **10** 個分

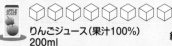
フレーバーウォーター(もも) 555ml　約 **9** 個分

フレーバー炭酸飲料 (レモン)500ml　約 **17** 個分

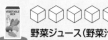
りんごジュース(果汁100%) 200ml　約 **8** 個分

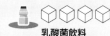
野菜ジュース(野菜汁100%) 200ml　約 **6** 個分

乳酸菌飲料 65ml　約 **4** 個分

コーヒーチェーン店で、甘いドリンクをよく飲んでいました…。
今度、産業医にダイエットも兼ねて相談します!

今回のクイズ

- 脂肪肝 ➡ 慢性(　　　)➡ 肝硬変　と症状は悪化する
- (　　　)を含む飲み物は要注意!
- 産業医・(　　　)に相談して生活習慣を見直す工夫を

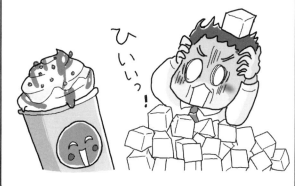

はみ出しメモ
人間が口にした物は肝臓を通過し、化学的に再合成され全身に運ばれます。会社に例えると、会社が購入した物は全ての領収書が経理部を通過します。また肝臓は、末期的な状態になるまで無症状です。同様に、経理部員が不満を言うのは、会社の会計に異常な状態が続いた時。つまり「肝臓は会社の経理部に似ている」というのが私の考えです(笑)。

1-7 | 沈黙の臓器「肝臓」

8 腰痛

Q 仕事中、社員が急な腰痛に襲われました。

総務部長

先日、当社で救急搬送される労災が発生しました。30代の男性社員が倉庫内で作業中、棚の商品を取ろうとした際、背中に激痛が走り、そのまま動けなくなったのです。報告を受けた上長が現場で本人に確認すると、徐々に呼吸がしづらくなったと言われ、救急車を手配しました。手術が必要な可能性もあり、現在は自宅療養中です。

A 腰痛は 業務上疾病のナンバーワン！「ラジオ体操」はあなどれませんよ

産業医

報告によれば「**腰椎椎間板ヘルニア**」だそうですね。ご本人いわく「起床時に違和感はあったが気にしなかったし、上長にも報告していなかった」とのこと。上長が救急車の手配をされたのは良い判断でした。
実は腰痛は、**業務上疾病のナンバーワン**なのです。日本人の**3人に1人**が腰痛を1回以上経験すると言われているほどです。
腰痛の原因は主に4つ挙げられます。

① **腎臓や尿管などの内臓**　　② **脊椎（骨）**
③ **脊髄（神経）**　　　　　　④ **筋肉**

これらのどこに問題があるかで分類します。整形外科で診断しますが、①については内科か泌尿器科になります。②③の場合、腰部のMRIを撮り、手術で治るか判断します。今回のような腰椎椎間板ヘルニアが見つかることもあります。④は「**急性腰痛症**」「**ぎっくり腰**」といって、整形外科以外の整骨院やマッサージで良くなることもあります。

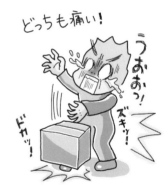

ぎっくり腰はよく聞きますね。私の先輩も昔なって、悶絶していました…。予防方法はありますか？

腰痛の予防には日々の**ストレッチ**が有効です。特に「**ラジオ体操**」はお勧めです。たった2分30秒と簡単そうですが、あなどれませんよ。筋肉の長さが変わるストレッチ運動もあり、朝の就業前に行うのは理にかなっています。また、自宅ではラジオ体操のほか、**ヨガ**など筋肉の長さが変わらないストレッチもいいですね。
ほか「**マッケンジー法**」という予防法もあります。ニュージーランドの理学療法士・マッケンジー氏が半世紀以上前に発明した、**ぎっくり腰の治療法兼予防法**です。**(図①)** ちなみにマッケンジー氏はこの発見で、なんとイギリス王室から勲章をもらいました。
さらに腰の負担は姿勢で変わりますので、負担がかからない姿勢にすることも大事です。**(図②)**

私は座るとき、いつも猫背の前かがみでした！これは気をつけなくては。

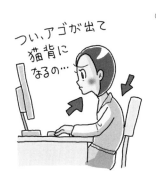
つい、アゴが出て猫背になるの…

過度の安静は禁物。痛みの範囲内で活動を

そして腰痛には、**生活習慣の改善が重要**です。腰痛のとき、コルセットをつけて安静が一番、と思っていませんか？過度の安静は腰痛が悪化しやすくなります。腰痛に関係する筋肉は、1週間の安静で約10％筋力が低下し、関節は3週間の安静で硬く、曲がりにくくなると言われています。

さらに、ぎっくり腰の罹患者で、翌年に再発する人は、「安静」の人が「活動」した人よりも3倍リスクが高いというデータもあります。怖がらずに、**痛みの範囲内で活動**しましょう。

また、心理的なストレスから腰痛が起こることもあります。一度、腰痛を体験すると、「また再発しないか」と不安になり、その過剰な思いが痛みを助長することも。そして**喫煙**は、腰痛と骨粗鬆症の危険因子です。仕事中の腰痛発生率は、非喫煙者は20％、**喫煙者は50％**と言われています。
血行を促す有酸素運動、ストレッチ、たんぱく質を含む栄養バランスの良い食事、質の高い睡眠（寝酒は禁止）、禁煙といった生活改善も大事です。腰痛対策は、職場環境の改善など職場として行う必要があることと、生活習慣として労働者が気をつけることとに分かれます。両方とも進めていきましょう。

（図①）マッケンジー法

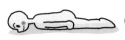
①うつぶせになる

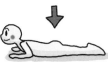
②両手を肩の下につける

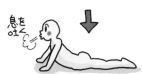
③ゆっくり上体を起こして体を反らせる。この姿勢で30秒～5分間

（図②）腰の負担は姿勢で変わる

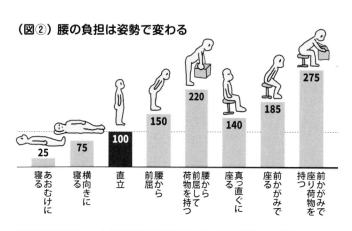

※数字は体重70kgの人の第3腰椎の椎間板内圧で、直立を100とした場合。
スウェーデンの整形外科医ナッケムソンが数値化
出典：Nachemson, A.L.: The lumbar spine, an orthopaedic challenge. Spine 1:59, 1976

今回のクイズ

- （　　　）対策は「快適な職場環境づくり」「生活習慣」が重要！
- 「生活改善」は有酸素運動、（　　　　）、食事、睡眠、禁煙を
- 職場での「腰痛対策」を行い、労働災害を防ぎましょう

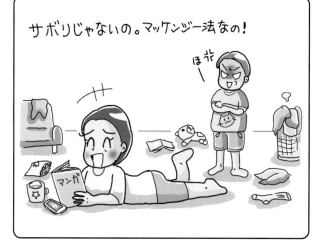
サボリじゃないの。マッケンジー法なの！

はみ出しメモ

じつは、プロゴルファーの多くが腰痛で苦しんでいます。ゴルフ自体が、極めて腰に負担がかかるためです。尾崎将司、青木功両選手は180cm以上の長身で、倉本選手は160cmと小柄です。ただ例外的に腰痛を発症しないプロもいます。その代表例が、飛ばし屋で有名な倉本昌弘選手です。背が高いと構えの際に前傾が深まり、腰への負担が増すのかもしれません。

9 頭痛

Q 頭痛持ちで、時々欠勤する社員がいます…。

人事課長

慢性的に頭痛がある女性社員がいます。薬を飲んでも効かないときなど、時々欠勤しています。その間は担当業務も少し滞ってしまいます。頭痛なんてガマンできないものなんですかね。

A 「たかが頭痛」とあなどるなかれ。頭部CTとMRIで診断を!

産業医

まず、頭痛には命に関わるものを**除外診断**する必要があります。
「頭痛」とひとくくりにして、根性論で「ガマンだ」と考えるのは禁物です。
頭痛の原因で、最も緊急性が高く、致死性も高いのが、**くも膜下出血**という病気です。これは、突然の頭痛を特徴としており、救急医または脳外科医による診察が必要です。ほかに命に関わる頭痛は**脳腫瘍**です。ただ、これは命には関わりますが、緊急性は少し低くなります。どちらも、頭部CTとMRIを取れば診断がつきます。

病院の検査で調べて、これらの致死的な頭痛ではないと分かったら、
あとは**片頭痛**や**筋緊張性頭痛**などの、慢性的な頭痛として対処していく必要があります。**(図①)**

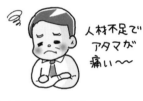
『頭痛』の同義語ではありません…
人材不足でアタマが痛い〜

片頭痛持ちの社員は時々しんどそうにしています。
さらに、吐き気もあるようですが、頭痛はそこまでひどくなるのでしょうか?

実は、片頭痛の原因はよく分かっていないのですが、頭部の**血管の異常収縮と拡張**が本態とされています。この場合、**神経内科**で痛みや症状のコントロールを受ける必要があります。脳外科ではありません。
脳外科は、くも膜下出血や脳腫瘍などの、外科手術が必要な頭部の疾患を専門とする科です。
神経内科が良いと思います。
片頭痛を悪化させる誘因として、コーヒー、長時間のパソコン作業、**精神的なストレス**があります。案外、これらに当てはまる方は少なくありません。これらの誘因を軽減させることと、内服治療が片頭痛の方には必要となります。

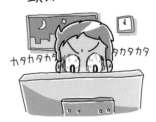
眼精疲労も頭痛の一因です

コーヒーはシャキッと眠気覚ましにもなるので、頭痛には良いものだと勘違いしていました。これからは配慮します。

代替療法（ホメオパシー）で、緩和できる場合も

ここで頭痛の対処法（裏技）をご紹介します。片頭痛は慢性疾患で、鎮痛剤で対処療法的に抑えますが、代替療法（ホメオパシー）で、緩和に加えて完治できることがあります。保険診療で痛みが抑えられない場合、他の選択肢も知っておくと良いかもしれません。

下記は私が治療した29歳の保健師さんです。参考にしてください。

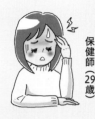

保健師（29歳）

【原病歴】
2020年5月初診。3年前から週2〜3回頭痛（拍動性の頭頂部）を自覚。多忙な時や雨の日に多い。22歳から看護師、26歳から生命保険会社の常勤保健師として勤務。

【既往歴】
花粉症。20年前より目のかゆみ、くしゃみ、鼻水。2020年、Mixed Pollenで症状が緩和。1年前から後頸部に痛み。ストレートネックで頸椎症と診断。パソコン作業が長い。

【治療と経過】

2020年5月	Silicea terra 30C（以下シリカと表記）×3日間服用開始。雨天時だが頭痛なし。寝入りが良くなった。	
服用2日後	シリカ30Cを服用後3日間は頭痛があったが、その後痛みは消失。3日目に強い眠気あり。	
服用4日後	雨の日の頭痛はなくなるが、飲酒した翌日は頭痛あり。	
服用3週間後	頭痛は1カ月で3〜4回。以前より半減。	
服用3カ月後	シリカ30Cを週1回、合計4回服用。以降、頭痛は1カ月で1回のみ。	
服用5カ月後	シリカ30Cを週1回、合計12回服用。この頃から頭痛はなし。ここでシリカ一旦終了。	
服用1年4カ月後	結婚し第1子出産。	
服用1年11カ月後	産休後に復職。頭痛は完全に消失。	
服用4年3カ月後	第2子を出産。頭痛は再発せず。	

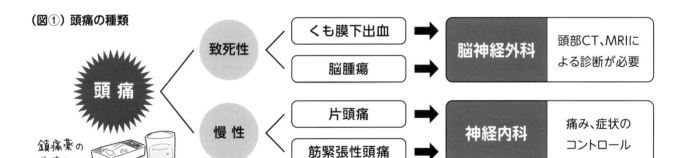

（図①）頭痛の種類

頭痛 ─ 致死性 ─ くも膜下出血／脳腫瘍 → 脳神経外科：頭部CT、MRIによる診断が必要
頭痛 ─ 慢性 ─ 片頭痛／筋緊張性頭痛 → 神経内科：痛み、症状のコントロール

鎮痛薬の依存に注意！

今回のクイズ

- 頭痛で緊急性が高いのはくも膜下出血や脳腫瘍
- 頭部CTと（　　　）で診断が可能
- 片頭痛は頭部の血管の異常収縮と拡張が本態
- コーヒー、長時間の（　　　）作業、精神的ストレスが片頭痛を悪化させる

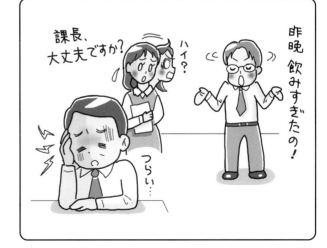

課長、大丈夫ですか？　ハイ？　昨晩飲みすぎたの！　つらい…

はみ出しメモ

私が救急医の頃、頭痛で来院し「くも膜下出血」と診断された症例を何例も経験しました。24時間以内に緊急手術、破裂した動脈瘤をクリッピングし、再破裂を防ぐことが最重要と脳外科医から習いました。再破裂すると死亡する確率が極めて高まるのです。CT撮影しても小さな出血を見逃し、後で再破裂することになるため、細心の注意が必要でした。

10 長引く咳

Q 咳が1カ月以上も長引いている社員がいます。

人事課長

「ケホン、ゴホン…」と、オフィスの同じフロアで、咳が1カ月も続いている社員がいます。熱もなく、業務も普通に行っています。ただ、中には「感染症を持っていて、うつされるのでは？」と、心配する者もいます。どうしたらよいでしょうか？

A 咳は風邪や感染症だけにあらず。「咳喘息」も疑ってみましょう

産業医

咳の原因となる病気は**20種類以上**もあり、実は診断は簡単ではありません。
咳の原因は大きく分けて、**感染症、アレルギー、悪性腫瘍、COPD（慢性閉塞性肺疾患）**があります。
見分け方として、感染症の場合は発熱を伴い、咳が2週間以内に収まることが多いのが特徴です。
ウイルス性気管支炎は自然に治ってくるものです。
中には「結核」という、咳が2週間以上続く感染症もあります。
また、細菌性肺炎は抗生剤で治ることが多いですね。
感染症の場合は、その病原体に応じた治療を行います。

さて、問題はアレルギーですね。
「咳喘息（せきぜんそく）」という病気をご存知でしょうか？
これは喘息とは異なり、喘息の亜型（1つのタイプ）です。
一般社団法人日本呼吸器学会では「8週間以上にわたり続く慢性の咳」
と定義されています。

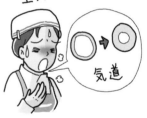
気道が狭まると空気が送れず苦しい！

特徴は、**咳だけが唯一の症状**で、検査所見もほとんど正常なんです。
喘息は、喉のあたりでヒーヒーといいますよね。
通常の喘息の発作は**喘鳴（ぜんめい）**といって、
気道が狭窄して、息をするたびにヒューヒューという音がするため、
診断がつきやすいのです。

咳喘息（*cough variant asthma*）は、この喘鳴もありません。
発熱もありません。胸のレントゲン写真を撮っても正常で、
血液検査も正常です。ただ、咳だけが続くのです。
気管支で起きるアレルギーがこの病気の本態なのです。

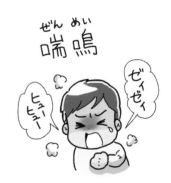
喘鳴（ぜんめい）

うちの社員も夜になると咳が出て、眠れないそうです。
診察はどの科になるのでしょうか？

咳喘息は結構辛いようですね。咳のし過ぎで肋骨を骨折してしまう方もいるほどです。
診察に関しては、一般内科に行くと、「咳喘息」という病名を知らない医師もいます。
その場合、「風邪」と診断されて、内服薬を処方されるのですが、これでは咳は全く良くなりません。
的確な診断をしてもらうためにも、**「呼吸器内科」**を受診してください。
肺の病気を専門とする呼吸器内科医は、100％この「咳喘息」という病気を知っていますから。咳喘息と診断され、適切な薬が効けば、すぐに症状が緩和することがあります。産業医面談を設定いただければ、病院への紹介状も発行いたします。咳の症状に合わせて、専門となる診療科を受診することをお勧めします。咳が続くときは、まず呼吸器内科を受診して専門医の指示を仰ぎましょう。

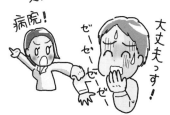

体調を改善するのに、統合医療（代替療法）を試してもいいかもしれません。
例えば、欧米で盛んな「ホメオパシー」で、咳が改善した例を下記に紹介します。

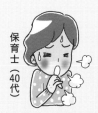

【現病歴】
新型コロナウイルス感染後の持続する咳

【既往歴】
子宮筋腫、貧血

【経過】
2021年8月に発熱と咳と頭痛。2日後医療機関で新型コロナウイルス陽性と診断され投薬。発症2週間後に40℃まで発熱、血痰あり。乾いた咳が続く。発症1ヵ月後の胸部CT撮影で、両肺に炎症を確認。

【治療方針】
ホメオパシーのレメディ（Bryonia alba ブライオニア）を処方。
Bry. 30Cを3日間 → その後Bry. Water 7日間の予定

【治療と経過】

 2021年9月3日：咳は変わらず。少し息切れあり。
 服用3日後：当初の辛さを100％とすると、今は50％程度まで改善。
 服用10日後：ステロイド開始5日目、咳は減少。
 服用14日後：咳はほとんど止まった。
服用1日後：咳の回数は減少。
服用5日後：呼吸器内科受診・胸部CT撮影。両側肺野に、薄いコイン状の陰影が数箇所あり。ステロイドの処方を受け、内服開始。
 服用13日後：咳は20％まで改善し、出勤可能に。

自分に合った方法があれば、いろいろ試してもいいですね。

今回のクイズ

- 症状に合わせて専門となる診療科の受診が重要です
- （　　　）が続くときは、まず（　　　　）科を受診

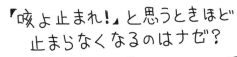
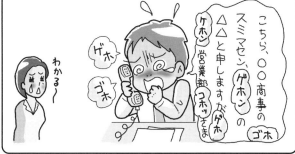

はみ出しメモ

咳は気道に刺激物が付着して発生します。咳の原因が感染症の場合は抗生剤、アレルギーの場合はステロイドが処方されます。ステロイドは免疫を抑える効果が絶大ですが、長期間服用するとさまざまな副作用が現れるため、短期間の使用が望ましい薬です。アトピー性皮膚炎や膠原病で長期に使用している方の離脱は難しく、医学問題にもなっています。

11 高血圧

Q 健康診断で、高血圧の基準値を超えてしまう社員が多くいます。

総務部長

当社では先日健康診断を行いました。その検査結果で、高血圧の基準値を超えて引っかかってしまった社員が案外多かったのです。

A 「偽物高血圧」にご用心。家庭でも測定を

産業医

高血圧は、ある意味で自然現象です。**加齢とともに必ず血圧は上がっていきます**ので。また、高血圧症の診断方法が変わってきているのです。これまでは医療機関での血圧で診断していたのですが、家庭血圧を使うようになってきました。

じつは、医療機関での血圧は、**緊張から異常に高く出る**ことがあるためです。これを**白衣高血圧**（*white coat hypertension*）といいます。つまり、「偽物高血圧」です。身に覚えがある方も多いのではないでしょうか？

対応としては、健康診断での**収縮期血圧が150mmHgを超えている方**には、1カ月ほど血圧記録をつけていただきます。それを見て、**就業区分判定**を行います。健康診断の事後措置として、家庭血圧の収縮期が**常時140mmHgを超えている**と、高血圧症の可能性があります。

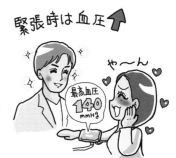

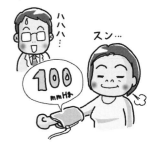

> **就業区分判定とは**
> A（通常勤務）、B（就業制限）、C（要休業）に区分判定することです。
> 健康診断を受けること同様に、事業者には実施義務があります。

薬を飲むしかないのでしょうか？
一度飲むと、生涯飲み続けなければいけないのかと、嫌がる人も多いのですが…。

高血圧は生活習慣次第で改善できる！

最近の降圧剤は血圧を下げる効果が高いので、血圧コントロールは簡単になっています。
「一生飲まなくてはいけない」と不安になる方もいるようですが、高血圧症は**生活改善でもコントロールできる**場合があるのです。

まず、血圧を上げる生活習慣を、一つひとつ外していきましょう。血圧を上げる因子は、
①**喫煙** ②**歩行不足** ③**肥満** ④**塩分の過剰摂取** ⑤**精神的なストレス** ⑥**睡眠不足** ⑦**内分泌疾患**
です。このうち⑦の内分泌疾患を除外診断したのち、①〜④の保健指導でかなりの方が高血圧から脱出できるのです。

目安になりますが、望ましい塩分の過剰摂取量は、**(表①)** の目標値の通りです。**(図①)** を見ると、ラーメンなどの汁はあまり飲み過ぎないほうがいいですね。ラーメン一杯で5.2ｇの塩分ですよ…。ちなみに、血圧100mmHgの強さは、台風の中心気圧の約7分の1の強さに相当します。ここで、**(図②)** を見てください。血圧の強さを実感していただけるかもしれませんね。血圧が上がるということは、それだけ**血管に負荷をかけている**ということなのです。

(表①) 成人1日あたりの食塩摂取量

	男性	女性
目標値	**7.5g未満**	**6.5g未満**
平均値	11.0g	9.3g

出典：「日本人の食事摂取基準(2020年版)」「平成30年国民健康・栄養調査」

うっかり動脈でも切ったら、血液がプシューッと吹き上がりそうなほど圧力は高く、そのぶん血管に強い負荷がかかっているのですね！
ところで、社員の中にはたばこを吸いながら降圧剤を飲んでいる人がいます。

う〜ん、それは二重のムダな出費ですよね。
たばこ代と薬代の…マッチポンプのようにも思えます。

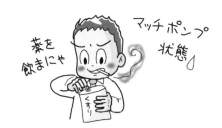

(図①) 食品に含まれる塩分量

- かつ丼（1人前）塩分 約6.9g
- 塩ザケ辛口1切れ（80g）塩分 約6.5g
- ラーメン（1人前）塩分 約5.2g
- ソース焼きそば（1人前）塩分 約3.8g
- まあじ・開き干1尾（130g=正味91g）塩分 約2.8g
- カップ麺（75g）塩分 約4.0g
- ボンゴレスパゲッティ（1人前）塩分 約2.6g
- ハンバーガー（1個）塩分 約2.2g
- たくあん5切れ（30g）塩分 約2.1g
- たこやき1パック（8個入り）塩分 約1.9g
- ウインナーソーセージ10本（100g）塩分 約1.9g
- ポテトチップス（95g）塩分 約0.9g

(図②) 血圧100mmHgはどのくらいの強さ？

血圧計の水銀柱と蛇口のホースの太さが同じ1㎠の場合、水銀の比重は水の13倍なので、100mmHgと同じ力で水を出すと高さが13倍になる。

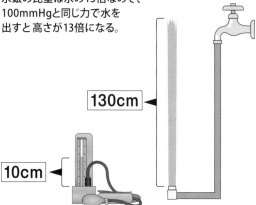

130cm / 10cm

今回のクイズ

● 家庭血圧の収縮期が常時
　（　　　）mmHgを超えていると、
　高血圧症の可能性があります

● 血圧が上がると
　そのぶん（　　　　）に
　負担をかけているのです

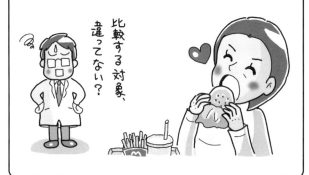

塩分量はラーメンの半分だからこれから毎日ハンバーガー！
比較する対象、違ってない？

はみ出しメモ

高血圧の予防と治療には歩くこと、マグネシウムの摂取が有効です。1日30〜60分歩けば、足の筋肉によるmilking action（血液を心臓に送る筋肉の動き）で心臓の負担が減り、血圧が下がります。マグネシウムは蕎麦や納豆、魚介類や海藻に含まれ、腎臓で塩分（ナトリウム）を排出させます。まずは生活習慣の改善で血圧を下げ、降圧剤は最終手段にしましょう。

12 糖尿病

Q 日本人に糖尿病患者が多いのはなぜ？

先日、「糖尿病の患者と予備群の人を合わせると、日本全国で約1000万人」と知りました（厚生労働省ホームページより）。
これは日本人の約10%にあたりますが、なぜ日本人に糖尿病患者が多いのですか？

A 炭水化物の過剰摂取が一因！ 糖質制限に予防効果あり

日本人は、膵臓から分泌されるホルモン**「インスリン」の効きが弱い**からでしょうね。

じつは、ヨーロッパ系の人種は、体重が100kg以上でも糖尿病にならない人が結構います。膵臓が強いのでしょう。ですが日本人の相撲の力士は、30歳を過ぎると膵臓が傷み、糖尿病になる人が少なくありません。

糖尿病の原因は、**炭水化物の過剰摂取**です。

言い換えると、**白米、小麦粉**など精製した穀類の取り過ぎです。

玄米や全粒粉は茶色で、周りのたんぱく質を捨てると白色になります。

これらが**血糖値を上げ、膵臓を疲れさせる**原因物質です。

とはいえ、炊きたての白米はおいしいですよね。

ちなみに、うどんで有名な香川県は、うどんの消費量が多いせいか
糖尿病の有病率が高いようです。うどんは小麦粉から作られていますから。

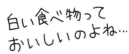

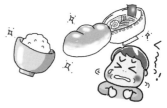

では、何を食べればいいのでしょうか？ご飯、パン、うどんにリスクがあるとは…。（涙）

糖質制限が糖尿病予防に効果的

カロリー制限と**糖質制限**は、長い間論争が続いてきました。

まず、医学会と栄養学会の主流は「カロリー制限」です。それに対して、糖尿病専門医として有名な江部康二先生（京都市・高雄病院）は、10年以上前から「糖質制限」を唱えています。

じつは「カロリー制限」を否定することは、従来の栄養学や医学を根幹から覆すことになります。ですが、米国糖尿病学会は2013年に、それまで否定していた糖質制限食を「糖尿病予防効果のある食事法」と、正式に認めたのです。

日本糖尿病学会の基本的スタンスは**「糖質制限ではなくカロリー制限」**ですが、一部の病院ではすでに入院患者に糖質制限食を出しているようです。

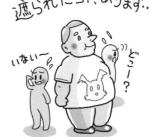

ビジネスの世界でも、糖質制限を耳にしますね。

気づけばいつの間にか血管がボロボロ、動脈硬化に！

糖質制限関連のマーケットは今、日本で3000億円規模のようです。ですが、腎機能が低下している人は、糖質制限は行えませんのでご注意を。また、糖尿病治療中の方も低血糖を引き起こす危険性があり、主治医に相談して行うことが大切です。余談ですが、痩身ジムで有名な「ライザップ」も「糖質制限食」と筋力トレーニングの組み合わせで指導しているのです。

そして糖尿病は「**サイレントキラー（silent killer）**」と呼ばれています。「沈黙の殺人者」、**知らぬ間に悪化**するという意味です。

ところで、糖尿病患者さんの大半が**無症状**です。血糖が高く、眼、腎臓、心臓、血管などに合併症があっても、大半に**自覚症状はありません**。痛みを感じないため、知らないうちにジワジワと身体が蝕まれていくのです。

血糖値が高いまま生活を続けると、**血管がもろくボロボロ**になり、**動脈硬化**になります。動脈硬化は**心筋梗塞**や**脳梗塞**の原因です。細い血管が詰まると**網膜症（視力障害）・腎症（腎臓の機能低下）・神経障害（手足の感覚低下）**になります。最近では**歯周病**や**認知症**、**感染症**への関連も分かっています。**（図①）**

糖尿病は**予防が肝心**です。**食べ過ぎ・飲み過ぎ・運動不足**を防ぎましょう。

定期健康診断で「血糖値が高め」と指摘されたら、受診し適切な治療を続けてくださいね。

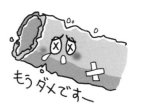

（図①）糖尿病の合併症

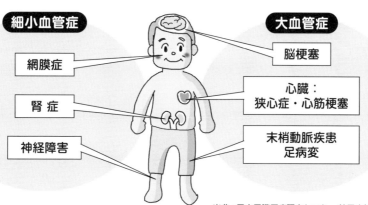

出典：国立国際医療研究センター 糖尿病情報センターを参考に一部修正

今回のクイズ

● 糖尿病はさまざまな（　　　　）症を引き起こす危険な病気です

● 糖尿病は予防が肝心です 食べ過ぎ・飲み過ぎ・（　　　　）不足を防ぎましょう

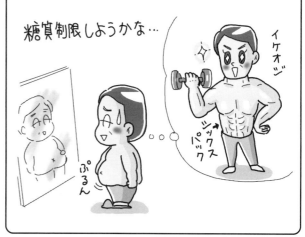

はみ出しメモ
糖尿病diabetes mellitusはギリシア語diabetes（尿）とラテン語mellitus（蜜のような）の合成語で、直訳すると「蜜尿病」で「蜜のように甘い尿を出す病」と認識されていました。2000年前の古代ギリシアでは尿中の糖を測る器具もなく、たぶん医師が患者の尿を舐めて診断したのでしょう。ちなみに日本人初の糖尿病患者は藤原道長と言われ、貴族病は今や国民病になっています。

13 脂質異常症

Q 日本人で最も多い病気って何でしょうか？

この前ふと思ったのですが、日本人で最も多い病気って何ですか？風邪でしょうか？

人事課長

A 脂質異常症です。
健康診断で3割の方が診断されています！

産業医

正解は「**脂質異常症**」です。健康診断で**3割の人が脂質異常症**と診断され、年々増加中です。
脂質異常症を放っておくと、血液中に脂肪分が増え、ドロドロの状態になります。
血管の内側にこびりつくと**動脈硬化**となり、**狭心症**や**心筋梗塞**、**脳梗塞**を発症します。
原因には、**食生活の欧米化**、**過食**、**運動不足**、**肥満**、**喫煙**、**アルコールの飲み過ぎ**、**ストレス**などが挙げられます。特に、お腹に脂肪がたまる「内臓脂肪型肥満」の方は、LDLコレステロールや中性脂肪が多く、HDLコレステロールが少ない傾向です。その他、遺伝的な要因で起こる「**家族性高コレステロール血症**」もあります。

脂質異常症には、血液中の脂質濃度が基準値より高い「高脂血症」と、逆の「低脂血症」があります。
「低脂血症」も、何らかの原因で「低栄養状態」の表れなので、放置は禁物です。
多くの場合、**脂質異常症は自覚症状が出にくい**のです。健康診断で"検査値がよくない"と言われても、**放置する方が多い**のです。これが脂質異常症の怖さで、知らぬうちに動脈硬化が進むこともあります。

当社にも肥満気味の社員がいますから、注意せねば。
私も肉より魚中心の食生活にしようかな。

脂質異常症は改善しやすい病気。調理法を見直しましょう

産業医

脂質異常症は、**中性脂肪やコレステロール値が高い**状態を指しますが、**食事療法で改善**ができますよ。
まず、脂質異常症の原因は「肉」でなく「油」です。特に、**加熱に使う油**が主原因です。
調理による加熱方法には ①**蒸す** ②**煮る** ③**焼く** ④**炒める** ⑤**揚げる** ⑥**電子レンジ** があります。
じつは、この順番で体への有害性が高まります。**（図①）**
特に ④炒める ⑤揚げる が脂質異常症の原因です。ですから肉・魚・野菜を食べるとき、①蒸す ②煮る ③焼くを心がければ、脂質異常症は3カ月ほどで改善します。とんかつ、唐揚げ、天ぷら、フライ、コロッケは、**豚しゃぶ**、**焼き鳥**、**刺身**、**煮魚**、**肉じゃが**に変えていきましょう。

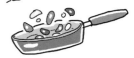

炒め物には
フッ素樹脂(テフロン)加工か
セラミックなど
油不要のフライパンを

でも、私はとんかつや唐揚げが好物で…。

古い油での揚げ物は「百人風呂」の残り湯を飲むようなもの!

では、人事課長さんが好きなとんかつ、そもそもどんな料理かご存じですか? まず、豚肉の体脂肪率は約50%です。これを、豚しゃぶなどで湯通しして脂を落とせば、適度な脂質が残ります。ですがとんかつは、その脂質を100%残し、さらに炭水化物のパン粉と小麦粉で包み、植物油で揚げています。「oil on fat(オイル・オン・ファット)」。つまり「脂の油がけ」という一品なのですよ。総菜店やスーパーのコロッケも、食べるのは控えめに。油は加熱すると酸化し、空気中の酸素と結合して有毒物質の「**過酸化脂質**」が発生します。油の温度が下がる過程で、この反応は進行します。

店によっては、揚げ油を替えずに継ぎ足し続けるところも。それは、再加熱で劣化した、ドロドロの過酸化脂質の揚げ油です。いわば「百人が入ったドロドロの風呂の水を飲む」ようなもの…。

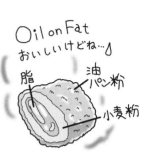

ひええ! 想像したくありません!

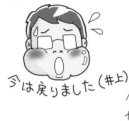
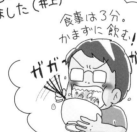

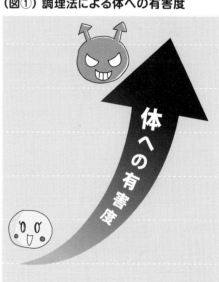

(図①)調理法による体への有害度

⑥ 電子レンジ
⑤ 揚げる
④ 炒める
③ 焼く
② 煮る
① 蒸す

今回のクイズ

- (　　　　　　)症の発症は、過食、運動不足、肥満、喫煙、アルコールの飲み過ぎ、ストレスなどが関係していると言われています
- 加熱(調理)方法は、(　　　)・煮る・焼く を選び、健康的な食生活を送りましょう!

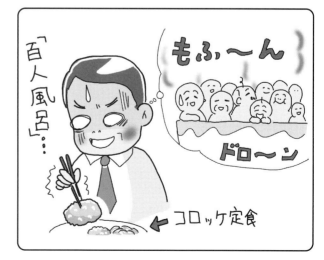

はみ出しメモ

食材を加熱するときは油ではなく、蒸す、煮るなど水を使うことが最大のポイントです。油を加熱したり、電子レンジを用いたりすると、食材の中のたんぱく質分子の破壊が激しくなり、得体のしれない物質(過酸化脂質やアクリルアミド)を生成します。それが脂質異常症やアトピー性皮膚炎などを悪化させる原因となり、がんの一因にもなるのです。

14 睡眠時無呼吸症候群

Q 会議中に寝ている社員がいて困っています。

人事課長

会社の戦略を決める重要な会議にもかかわらず、寝てしまう社員がいます。以前はそのようなことはなかったので、どこか体調が悪いのではないかと心配しています。

A 肥満の中年男性に起こりやすい病気。睡眠中に呼吸が止まることも

産業医

日中に強い眠気がある場合、「**睡眠時無呼吸症候群（SAS）**」の精密検査をした方がいいかもしれません。その名の通り、寝ている間に何度も息が止まり、体の低酸素状態が発生する病気です。睡眠不足になるため、日中とても眠くなることがあります。

原因は**気道の閉塞**です。SASは肥満の中年男性に起こりやすい病気なのですが、やせた若い女性に起こることもあります。前者は脂肪による気道の圧迫が原因で、後者は長い舌など、口腔内の構造で気道が細くなることが原因です。この病気は成人男性の約5％、女性の約3％にみられ、男性では40～50代が半数以上を占め、女性は閉経後に増加します。

睡眠時無呼吸症候群には、どんな症状がありますか？

大きないびき、日中の眠気には要注意

以下のような症状があります。いびきがひどく、昼間眠くなる、というのが典型的な症状です。

1. 周囲から、大きな音のいびきを指摘される
2. 夜間の睡眠中によく目が覚める（息苦しくなって目覚めることもある）
3. 起床時の頭痛や体のだるい感じがある
4. 日中に眠気がある

① 気道が閉塞するために、**いびきがあり、昼間眠くなる**方
② **原因不明の高血圧**がある方

は、この睡眠時無呼吸症候群の**精密検査**を受けられた方がいいと思います。
ちなみに、原因不明の高血圧には、睡眠中に呼吸が止まるため、
心臓がビックリして酸素を全身に供給するために働き過ぎる理由も考えられるからです。
睡眠時無呼吸症候群の精密検査は、終夜睡眠ポリグラフ検査（PSG検査）です。
夜中の睡眠中に、脳波や目の動き、筋電図、呼吸、心電図、いびき、
血中の酸素の取り込み具合や体位、体動などを記録し、睡眠の深度、経過や状態を調べる検査です。

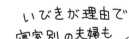
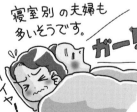

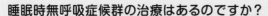

睡眠時無呼吸症候群の治療はあるのですか？

医療機器で改善も。睡眠外来・呼吸器内科・耳鼻咽喉科へ

① **人工呼吸器（N-CPAP：経鼻的持続陽圧呼吸療法、一般的には「シーパップ」と呼ぶ）の装着**　と、
② **耳鼻科手術**　があります。

「シーパップ」は、寝ているときに、鼻から空気を送り込み、無呼吸を解除する医療機器です。**（図①）**
実際、使用した方からは「自覚的に、とてもよく眠れた」という感想があります。
他覚的にも、無呼吸が大きく改善されます。また薬物治療なしで高血圧が改善する可能性もあります。

診断や治療にあたっては、「**呼吸器内科**」または「**睡眠外来**」を受診しましょう。最近は、「**睡眠外来**」や「**睡眠センター**」といった、専門の医療機関だけではなく、「**呼吸器内科**」や「**耳鼻咽喉科**」でも専門的な治療を受けることができますので、睡眠時無呼吸症候群の治療が可能か、インターネットで検索してみましょう。

日中の眠気の原因は様々ありますが、「睡眠時無呼吸症候群」という病気があることを覚えておいてください。

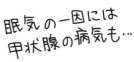
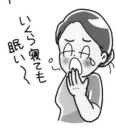

（図①）CPAP（シーパップ）療法について

CPAP療法（持続陽圧呼吸療法）は、CPAP装置からホース、マスクを介して空気を送る、気道閉塞の予防効果が高い治療法です。睡眠中の無呼吸やいびきが減少し、睡眠時無呼吸症候群の改善が期待されます。CPAP療法は一定の基準を満たせば、健康保険の適用になります。
また、閉塞性睡眠時無呼吸症候群が原因で血圧が上昇している場合、血圧を下げる効果の報告もあります。

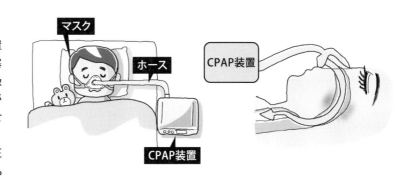

出典：無呼吸ラボ「閉塞性睡眠時無呼吸症候群（OSAS）の治療」を参考に一部修正

今回のクイズ

- 睡眠時無呼吸症候群は、
  （　　　　）の中年（　　）性に
  起こりやすい病気です
- 診断や治療には、
  （　　　　）外来、呼吸器内科、
  耳鼻咽喉科へ

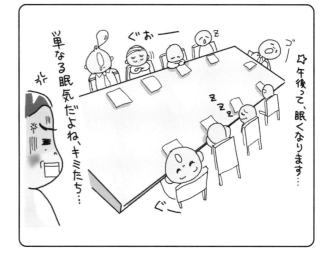

はみ出しメモ

CPAPの発明者はオーストラリアの医師・サリバンです。1968年、母親がベッドの中で急死したのです。彼の母親は甲状腺機能低下症で、医学生だった彼が夜、遅く帰宅するといつも大きないびきが聞こえ、朝まで続いていました。この事故を機に、彼は睡眠障害の研究を開始。5年後、彼はSASという病気を見つけ、さらに1979年、研究の結果CPAPを発明したのです。

1-14　睡眠時無呼吸症候群

みんなの衛生委員会　Chapter1 体の病気　　■実施日：　　／　　／

15　アナフィラキシー

Q 食材のエビでアレルギーを発症した店舗スタッフがいるのですが。

人事課長

当社運営の飲食店で、アレルギーによるじんましんの症状が出た店舗スタッフがいます。エビアレルギーがあり、直接エビに触れていませんが「間接的な接触か、焼き台で調理中の煙を吸った可能性がある」と報告を受けています。
社内で注意喚起するため、医学的な見地をお願いします。

A アレルギーは軽視せずに。
意識がなくなり死亡することも！

産業医

アレルゲンの曝露経路には　①**食べる**　②**触れる**　③**吸う**　の3種類があり、一番多いのが①**食べる**です。**(資料①)**
「アレルギー」は、抗原という物質が体に接触し、免疫（抗原抗体反応）反応が起き、本来その抗原に対して戦うべき白血球が、自分の体を攻撃することを指します。
アレルギーには4つの型があり、I型が**アナフィラキシー**です。
アナフィラキシーとは、即時型のアレルギー反応です。

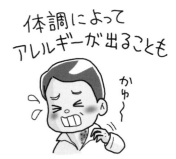
体調によってアレルギーが出ることも

今後の発症の有無や対処方法を教えてください。

アナフィラキシーは約1週間の経過で診察します。アレルゲンに曝露して**24時間以内**に、
A：皮膚症状（軽症）　　B：消化器症状（中等症）　　C：呼吸器症状　　D：循環器症状（重症）
のいずれかが出ます。これが**1次反応**です。**(表①)**
劇症型の場合、アレルゲンへの曝露から**数時間以内に死亡**することもあります。
アナフィラキシー症状はAが大半ですがCやDが出た場合、医療機関を受診してください。
呼吸困難が強い場合は、即救急車を呼びましょう。

（表①）アナフィラキシー 1次反応の症状

A	皮膚症状（軽症）	発赤、発疹、掻痒感。皮膚が赤くなりブツブツができてかゆくなる
B	消化器症状（中等症）	腹痛、嘔気、嘔吐
C	呼吸器症状	気道が狭窄して、呼吸困難や喘鳴が出る 空気の通り道が細くなり、呼吸が辛く、ヒューヒューと音がする
D	循環器症状（重症）	血管が拡張し低血圧になり、循環不全で前失神または失神する

重症時にはアドレナリンの筋肉注射が有効

2次反応は約48時間のスパンで展開しますが、一旦症状が治まった後、再び前述の症状が現れることを言います。軽症の場合、抗ヒスタミン剤の内服です。中等症の場合、抗ヒスタミン剤の点滴やステロイドの内服です。重症の場合は、**ステロイドの点滴**と**アドレナリンの筋肉注射**です。

アドレナリンという交感神経を作動させる劇薬が病院にはあります。「ボスミン」という商品名で、1アンプル1mlに1mgのアドレナリンが入っています。

ただ、この投与方法を間違うと、**治るどころか生命の危機**にさらされます。1アンプル1mlの10分の1の0.1mlを、静脈でなく筋肉に注射するのが救急医の基本なのですが、案外知らない医師も多くいるのです。

アナフィラキシーに対応する方法は、大きく分けて3段階あります。

① 軽症（皮膚に症状が出ている場合）：
　　抗ヒスタミン剤（H1ブロッカー、H2ブロッカーの内服または注射）
② 中等症（呼吸器症状や神経症状が起きている場合）：
　　ステロイド（内服または注射）
③ 重症（循環器に障害が起きてショック状態）：
　　アドレナリン（商品名「エピペン」または 商品名「ボスミン」）の筋肉注射

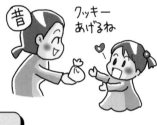

自分にどんなアレルギーがあるのか、知っておくことが大事ですね。

（資料①）食物アレルギーのタイプ

即時型食物アレルギー
多く見られる年代　赤ちゃん〜大人

症状の例
- 食べたあとにポツポツとじんましんが出てきた。
- 食べたあとにのどがイガイガして、元気がなくなってきて嘔吐した。
- 食べたあとに咳が出てきて、全身が赤くなって息が苦しくなった。

※食べ物は粉ミルクや離乳食も含みます。

出典：株式会社 明治「明治の食育」を参考に一部修正

今回のクイズ

- アレルゲンの曝露経路には、
  ①（　　　　）　②触れる　③吸う
  の3種類があります

- アナフィラキシー症状は軽症が多いものの、（　　　　）や循環器に異変を感じたらすぐ医療機関へ！

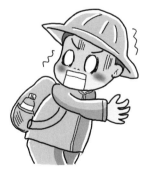

はみ出しメモ

左の西洋医学的なアプローチ以外の統合医療でも、アナフィラキシーの重症化予防が可能です。例えばホメオパシーの場合、食べ物による場合はアルセニカ（Arsenicum album）、ハチに刺された場合はエイピス（Apis mellifica）、じんましんが出た場合はウルティカ（Urtica urens）など、対処方法がたくさんあります。いずれにしても早期に対処して重症化を防ぐことが重要です。

16 乳がん

Q 近年の乳がんの動向について教えてください。

総務部長

超高齢社会もあってか「がん」についてのニュースや情報をよく目にします。女性に特有の乳がんの動向について教えてください。

A 患者数は年々増加傾向に。セルフチェックで早期発見を

産業医

わが国では近年、生涯11人に1人が乳がんになると言われ、その数は年々増加傾向です。食生活の変化（高たんぱく、高脂肪食の摂取増加など）、女性の生活環境の変化（初潮年齢の早期化、晩婚化、少子化、初産年齢の高齢化）などが原因と考えられています。

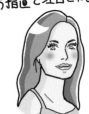

女優・アンジェリーナ・ジョリーさんも、乳がんの予防措置で注目されました

- 閉経後の肥満
- 喫煙
- 過度のアルコール摂取
- 早い初経（11歳以下）
- 遅い閉経（55歳以上）
- 初産年齢が高い
- 出産数が少ない
- 授乳経験が少ない（30歳以上）

上記のような方は、乳がんになりやすいといわれています。
乳製品が一因という説もありますが、2024年時点では、乳製品と乳がんの関係については、現時点では否定されているようです。

乳がんの発生には、女性ホルモンである**エストロゲン**が大きく影響しています。
エストロゲンは女性の体を作る重要な働きをしているホルモンですが、分泌される期間が長いほど、乳がんのリスクが高まります。妊娠・授乳期には分泌が止まるため、それだけリスクが減ることになります。
エストロゲンを含む経口避妊薬の使用、閉経後の長期のホルモン補充療法は、乳がんを発生するリスクを高めることが分かっています。閉経後はエストロゲンの分泌が止まりますが、別のホルモンが脂肪組織でエストロゲンに変わりますので、閉経後の肥満もリスクの一つになります。

ほか、第一親等（自分の親または子）で**乳がんになった血縁者がいる**場合には、乳がんのリスクが上がります。遺伝性乳がんの原因としては、BRCA1、BRCA2という遺伝子の変異が知られています。

自分で乳がんを見つけることは可能ですか？
そのときしこりが見つかったら、どうしましょう…。

しこり＝がんとは限りません。気になったら専門医へ

乳がんは、自分で見つけることができる可能性が高いがんです。早期発見のため、ぜひ行っていただきたいのが、**セルフチェック（自己検診）**です。（図①）毎月、**生理が終わって1週間前後**に行うといいでしょう。生理前だと乳房に痛みや張りがあり、正確な判断がしづらいためです。

閉経後の人は月に1度、日にちを決めて行うのがいいですね。

定期的にチェックすることで、ふだんの乳房の状態が分かり、変化に気づきやすくなります。

また、しこりが見つかって落ち込むのは早計です。しこりの原因は人によってさまざまです。乳がん以外の原因も多く考えられます。

少しでも異常を見つけたら、ためらわずに専門医の診察を受けましょう。

少数ですが男性も乳がんになるのです
エッ?!

健康診断や人間ドックの受診も行っていますが、女性社員にはセルフチェックを行うよう啓蒙します。

（図①）セルフチェック（自己検診）の方法

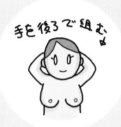
手を後ろで組む
- くぼみ・ふくらみ・ただれ・変色はありませんか？
- 血の混じった分泌物は出ませんか？

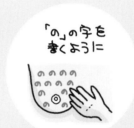
「の」の字を書くように
- 4本指で「の」の字を書くように、指先で軽くなで「しこり」を調べてください

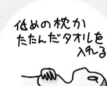
低めの枕かたたんだタオルを入れる
- 仰向けに寝て、乳房をさわって「しこり」を調べてください

＼ 毎月1回はセルフチェックを！ ／

今回のクイズ
- 乳がんの発生には、女性ホルモンの（　　　　　　　）が大きく影響しています
- 早期発見のため、毎月1回は（　　　　　　　）を行いましょう

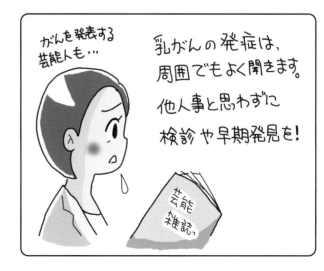
がんを発表する芸能人も…
乳がんの発症は、周囲でもよく聞きます。他人事と思わずに検診や早期発見を！

はみ出しメモ

乳がんの原因は確定していませんが、100年前は日本人女性の乳がんは少なく、どんどん増えていることが鍵になるかもしれません。食生活の欧米化（小麦・肉・脂・乳製品）が、危険因子になっています。米・魚・野菜・大豆・味噌汁という、昔ながらの日本の食生活の方が乳がんになりにくいと思われます。乳がんは欧州の白人女性に多い病気でした。

1-16 乳がん

みんなの衛生委員会　Chapter1 体の病気　　■実施日：　　／　　／

17 貧血

Q 貧血は体質？ 何か対処方法はありませんか？

総務部長

健康診断で貧血を指摘された30代の女性社員がいます。
「貧血体質」だと本人は気に留めていませんが、何かよい対処方法はないでしょうか？

A 疲れやすい・息切れ・立ちくらみが主症状

産業医

健康診断の血液検査の結果（Hb 7.1g/dl）を拝見すると、貧血ですね。この方は5年前から貧血を指摘されて内科で鉄剤の処方を受けているようですが、最近、息切れと易疲労感を自覚しているとのこと。時間外労働は1カ月に20時間程度ですね。

貧血は「血中のヘモグロビン濃度が低い状態」と定義されます。日常用語で言う「貧血」は立ちくらみのことで、若干意味が違います。ヘモグロビンというのは、赤血球の中にあるたんぱく質で、酸素を運ぶ働きをしています。このヘモグロビンが、何らかの原因で少なくなった状態が貧血です。

貧血というのは、病名というより、結果を表している状態です。そこで、貧血を起こす原因を特定することが重要です。この原因が分かれば、適切な治療を行えて結果的に貧血が改善されます。

貧血の症状として、**疲れやすい、息切れ、立ちくらみ**が挙げられます。該当の女性社員さんの症例では、ヘモグロビンは、正常値の下限が12g/dlですから、正常の60%くらいしかありません。**(表①)** 酸素の量は、例えていうならエベレストの頂上で生活しているくらい少ない状態です。

(表①) 血色素量からみた貧血の診断基準

	血色素量(Hb)
男　性	14 g/dl 以下
女　性	12 g/dl 以下
妊　婦	11 g/dl 以下
高齢者	12 g/dl 以下

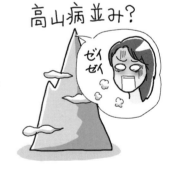

それは大変ですね。想像するだけで息苦しくなります。

こんなにある！貧血の原因となる疾患

産業医面談を実施し、就業制限をかけることが必要になります。併せて、受診が必要です。
働く女性の場合は、まず**婦人科**を受診することが重要です。
女性の場合、婦人科で子宮内膜症や子宮筋腫といった、出血源となる疾患の有無を確認することが重要です。
そこで異常がなければ、内科でさらに原因検索を行う必要があります。
原因となる疾患は、非常に多くあります。**(表②)**

（表②）貧血の原因となる疾患

- 鉄欠乏性貧血
- 過多月経、胃腸からの出血などが原因として多い
- 栄養の偏りも原因になりやすい
- 鉄芽球性貧血
- 二次性貧血
- 慢性の炎症や腫瘍によって貧血が引き起こされる
- 未熟児貧血
- 妊娠貧血
- 腎性貧血（慢性腎臓病を参照）
- 巨赤芽球性貧血（悪性貧血）
- 溶血性貧血
- サラセミア
- 鎌状赤血球症（日本ではまれ）
- 遺伝性球状赤血球症
- G6PD欠乏症
- ピルビン酸キナーゼ欠乏性貧血
- 自己免疫性溶血性貧血
- 発作性夜間ヘモグロビン尿症
- 溶血性尿毒症症候群（腸管出血性大腸菌による食中毒などで引き起こされる）
- 血栓性血小板減少性紫斑病
- スポーツ選手などで、足の裏で赤血球が破壊されて溶血性貧血を起こすことがある
- 門脈圧亢進（肝硬変など）により脾臓での赤血球破壊が過剰になって貧血を起こすことがある
- パルボウイルス感染症（リンゴ病など）により急激に悪化することがある
- 全身性エリテマトーデス、サルコイドーシス、結核などによる汎血球減少
- 再生不良性貧血
- ファンコーニ(Fanconi)貧血も含まれる
- 赤芽球癆
- 先天性赤芽球癆（Diamond Blackfan貧血）
- 後天性赤芽球癆（胸腺腫などによる）
- 骨髄異形成症候群などによる汎血球減少

すごい数…！「たかが貧血」ではなく、他の病気が原因になっていることもあるのですね。

日本人の貧血の原因の70％は鉄欠乏性貧血

貧血の原因に、**再生不良性貧血、骨髄異形成症候群**という大きな疾患が隠されていることもあります。その場合は、**血液内科**という専門科で治療を受けていただきます。

ちなみに、日本人の貧血の原因は70％が**鉄欠乏性貧血**と言われています。

血液が持続的に、ジワジワと体外に流れ出て、その結果貧血となる状態です。

また男性の場合、**胃潰瘍**からの出血、**大腸がん**からの出血、**痔**からの出血が可能性としてあるため、**消化器内科**受診をお勧めします。

相談にあがっている社員さんには、現在服用中の鉄剤の処方だけでなく、セカンドオピニオンが必要かもしれませんね。

産業医面談を実施して、適切な科への紹介状を発行します。

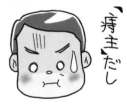

男性も貧血があるのか… 「痔主だし」

よろしくお願いします。

今回のクイズ

- 貧血は血中の（　　　　　　）濃度が低い状態をいいます
- 受診は女性の場合、（　　　）科、男性は（　　　　）内科をお勧めします

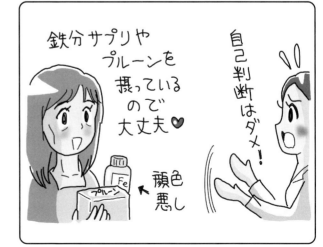

はみ出しメモ

まず、女性の貧血は婦人科、男性なら消化器内科を受診してください。欧州では、一旦かかりつけ医に受診しないと専門医を受診できないシステムで、現代医学は細分化され25科もあります。受診する科を間違うと、治る病気が治らなくなることも…。産業医がある程度、かかりつけ医の代わりになればと思い、仕事をしています。

18 更年期障害

Q 更年期障害について教えてください。

総務部長

当社には40代以上の女性社員が多くいます。
この世代に起こりやすいとされる更年期障害について教えてください。
体調が悪化すると、本人が辛いのはもちろん、業務にも支障が出てきます。

A ほてり、発汗など症状は多彩。
更年期障害は男性にも起こります

産業医

女性の更年期障害は、**主に40〜50代の女性**に起こります。
ほてり、のぼせ、発汗、手足の冷え、イライラ、頭痛などの症状が現れます。
月経が終わる閉経前後に、**女性ホルモンの分泌が減少**することが原因であるといわれています。
症状は様々ですが、物忘れや、記憶力の低下、不眠や抑うつ気分があるため、
業務に支障をきたすことがあります。**(解説①)**
更年期障害の特徴の一つは症状が多彩なことですが、まずはこれらが
他の病気による症状ではないことを確認する必要があります。
そして、更年期障害を発症しやすい方の傾向があります。
食事や睡眠に問題がある、仕事や家庭での悩みがある、生真面目で繊細、
ストレスを溜めやすい、という方がなりやすいと言われています。
そのため、**有酸素運動**と**食事の見直し**がとても重要です。
治療としては、①**ホルモン補充療法** ②**漢方薬** ③**その他の代替療法** から選択する必要があります。

最近は更年期を
「ゆらぎ期」とも言います

すべて更年期障害だと決めつけてはいけませんね。
他の病気が潜んでいないか、まずは受診なのですね。

男性の更年期障害は
不安感、睡眠障害、疲労感、頻尿など

あまり知られていませんが、じつは男性にも更年期障害があります。
「加齢性腺機能低下症（LOH症候群）」ともいうのですが、
精巣からの**男性ホルモン分泌が低下**することが原因と言われています。
男性が50代以降、不安感、イライラ、睡眠障害、疲労感、
頻尿があった場合、この疾患を疑う必要があります。**(解説②)**

男性更年期の
『うつ症状』と
『うつ病』は異なります

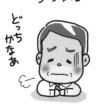

それは知りませんでした。どうやって診断・治療するのですか？

注射薬による治療で、症状が一気に改善することも

診断は、採血で**血中テストステロン濃度を測定**するだけで分かります。

治療法は、**テストステロン補充療法**です。

現在、注射薬のみが保険適用され、月に2回筋肉注射を泌尿器科で受けるという治療方法です。

効果は、一気に症状が改善することがあるようです。

男性で、50代で身に覚えのある原因がないのに、初めてうつ状態になる場合は、

この疾患を考慮に入れる必要がありますね。

（解説①）女性の更年期障害の症状

① 血管の拡張と放熱に関係する症状

ほてり、のぼせ、ホットフラッシュ、発汗など

② その他のさまざまな身体症状

めまい、動悸、胸が締め付けられるような感じ、頭痛、肩こり、腰や背中の痛み、関節の痛み、冷え、しびれ、疲れやすさなど

③ 精神症状

気分の落ち込み、意欲の低下、イライラ、情緒不安定、不眠など

引用：公益社団法人 日本産科婦人科学会「更年期障害」

（解説②）男性の更年期障害（加齢性腺機能低下症、LOH症候群）の症状

① 身体の症状

関節症、筋肉痛（痛みを感じやすくなる）、疲れやすい、発汗やほてり、肥満・メタボリックシンドローム、頻尿

② 精神症状

イライラ、不安・パニック、うつ、不眠、興味や意欲の消失、集中力と記憶力の低下

③ 性機能症状

ED（勃起不全、勃起障害）、性欲低下

引用：一般財団法人日本内分泌会「男性更年期障害（加齢性腺機能低下症、LOH症候群）」

今回のクイズ

- 女性の更年期障害は（　　　　）ホルモンの分泌の減少が一因です
- 男性の更年期障害は 別名「加齢性（　　　　）低下症」と言われます

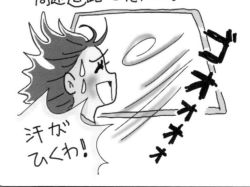

はみ出しメモ

人間はかつて50歳くらいで寿命を迎えていました。ですから更年期障害にもがんにもなりませんでした。男性ホルモンのテストステロン、女性ホルモンのエストロゲンが年齢と共に分泌が減るのは自然現象です。ところが現在は倍の100歳近く生きるようになり、さまざまな病気が増えています。それを治療することは、ある意味自然に反する試みなのかもしれません。

19 ワクチン

Q ワクチンについて改めて教えてください。

人事課長

2019年末、新型コロナウイルス感染症が世界中に広まって以来、ワクチンが私たちの生活に浸透してきました。最近では帯状疱疹ワクチンなどもよく耳にしますね。

A ワクチンは予防のための接種。定期接種と任意接種があります

エドワード・ジェンナー

産業医

2021年、アメリカのファイザー社が開発したmRNAワクチンが厚生労働省で承認され、多くの方が接種したのは記憶に新しいところです。
ワクチンは、1796年にイギリスのジェンナーという医学者が発明したとされています。
ジェンナーは8歳の少年に牛痘の膿を植え付け、数カ月後に天然痘の膿を植え付けたところ、その子は天然痘を発症しなかったようです。
以降、「①**生ワクチン**、②**不活化ワクチン**、③**トキソイド**」という3種類のワクチンが開発され、現在に至ります。そして冒頭のファイザー社が開発したmRNAワクチンは、4種類目のワクチンです。
ちなみに予防接種は、「**予防接種法**」に基づき、接種の努力義務が課せられている**定期接種**と、必要に応じて任意に接種を受ける**任意接種**があります。
定期接種は、たとえばインフルエンザワクチン（高齢者対象）、みずぼうそうワクチン、BCGなどがあります。
一方、任意接種は、インフルエンザワクチン、おたふくかぜワクチンなどです。**(表①)**
また、新型コロナウイルスワクチンの接種類型は速やかな接種の勧奨に加えて、国民には**努力義務**が課せられることになりました。とはいえ罰則は伴わない義務です。

ワクチンによる副反応が心配です。

メリット・デメリットを考えて接種の判断を

副反応と有害事象を区別してください。「副反応」の比較的軽いものは、発熱・発疹・局所反応（ワクチンを打った部位が腫れる、赤くなる）があり、重いものとしては、アナフィラキシー（重いアレルギー反応）、急性脳炎、急性脳症、けいれんなどがあります。
「有害事象」には、ワクチンとの因果関係が明らかなもの、不明なもの、他の原因によるものすべて含んでいます。**(図①)**

(図①) 副反応と有害事象

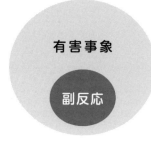

全てのものにはメリットとデメリットの二面性が存在するのですよ。
結婚にも、旅行にも、包丁にも、拳銃にも。

日本では、重篤な有害事象については、診断した医師からの届出（副反応疑い例の報告）が予防接種法で定められており、健康被害に対する救済も実施されています。

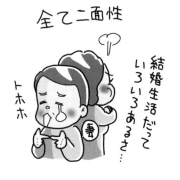

 どのワクチンであっても、メリットとデメリットを考えて接種を決めたいと思います。社員にもそのように伝えます。

（表①）定期接種と任意接種

種類	感染症の分類	ワクチン名	予防できる感染症
定期接種	集団予防を目的とする感染症（A類疾病）	Hib（ヒブ）ワクチン	Hib（ヒブ）感染症（細菌性髄膜炎、喉頭蓋炎等）
		小児用肺炎球菌ワクチン	小児の肺炎球菌感染症（細菌性髄膜炎、敗血症、肺炎等）
		B型肝炎ワクチン	B型肝炎
		ロタウイルスワクチン	感染性胃腸炎（ロタウイルス）
		4種混合ワクチン	ジフテリア、百日せき、破傷風、ポリオ
		BCG	結核
		MR（麻しん風しん混合）ワクチン	麻しん、風しん
		水痘（みずぼうそう）ワクチン	水痘（みずぼうそう）
		日本脳炎ワクチン	日本脳炎
		HPV（ヒトパピローマウイルス）ワクチン	HPV感染症（子宮頸がん）
	個人予防を目的とする感染症（B類疾病）	インフルエンザワクチン（高齢者が対象）	インフルエンザ
		成人用肺炎球菌ワクチン（高齢者が対象）	成人の肺炎球菌感染症
任意接種		おたふくかぜワクチン	おたふくかぜ（流行性耳下腺炎）
		3種混合ワクチン	ジフテリア、百日せき、破傷風
		インフルエンザワクチン	インフルエンザ
		A型肝炎ワクチン	A型肝炎
		髄膜炎菌ワクチン	髄膜炎菌感染症

出典：ワクチン.net「定期接種と任意接種」

今回のクイズ

- ワクチン接種は、予防（　　　）法に基づいて行われています
  新型コロナウイルスのワクチン接種は、（　　　）義務です
- 副（　　　）なども含め、ワクチンに関する最新の正しい情報を収集し、接種を判断しましょう

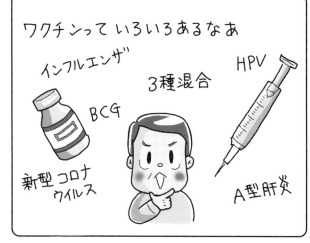

はみ出しメモ

ワクチン（Vaccine）という言葉の語源は、ジェンナーの業績を称えて、ラテン語の vacca（メス牛）からつけられました。経験値から生まれた言い伝えにジェンナーが注目し、天然痘のワクチンの開発につながったと言われています。ちなみに、当時から「牛の乳搾りをしている女性は、天然痘という病気になりにくい」ということは知られていたようです。

1-19 ワクチン

Column

シンゾウさん、ありがとう

体の病気は、「食欲がない」→「お腹が痛い」→「胃がんが見つかる」→「全身に転移」という４段階を経て進行します。これは、「万引き」→「カツアゲ」→「暴走族」→「少年院や刑務所」という非行の進行と似ており、早く手を打つ方が効果が高く、後になるほど元に戻すことが難しくなります。

治療医学は第３段階で、この流れを逆に戻そうとする試みですが、難しいのが現状です。そこで進行を遅くしたり、初めの２段階くらいから介入したりして元に戻そうとするのが予防医学的な考え方です。

病気の原因は、遺伝と環境と習慣の複合体で、ある意味その人の運命とも言えます。そこに介入して予防することも、治療と同じくらい簡単ではありません。遺伝は変えられず、環境や習慣も変えることが難しいからです。

予防医学は、「一次予防＝健康管理」、「二次予防＝早期発見・早期治療」、「三次予防＝保健指導」といいますが、「糖尿病を早期に見つけて食事改善につなげる」、と一見簡単そうなことが、多くの医療関係者の労力に基づいて行われています。

ちなみに、戦国武将の徳川家康は薬草について詳しく、医師並みの知識を持っていたそうです。戦場には医師がいないので、自己管理と自己治療するしかなかったからかもしれません。

ところで先日、84歳のプロゴルファー古市忠夫さんとゴルフをする機会がありました。神戸市東灘区で30年間カメラ屋を営み、阪神・淡路大震災で店舗が焼失。ゴルフクラブだけが残り、60歳でプロテストに合格、シニアツアー11勝、公式戦のエージシュート数日本記録を持つ伝説の人物です。

その日も77という好スコアでラウンドされていました。「自分は105歳まで生きるつもりで、あと20年の人生計画を立てた」そうです。健康の秘訣は「感謝をすること」。毎日「心臓さん動いてくれてありがとう、肺さん動いてくれてありがとう」と呟いているとか。感謝をすると脳内で何かが生まれ全身に力がみなぎり、試合の緊張する場面でも心が動じないとのこと。「ありがとう」が心と体の最高の薬かもしれません。

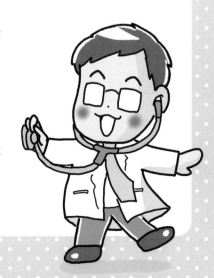

Chapter 2

心の病気

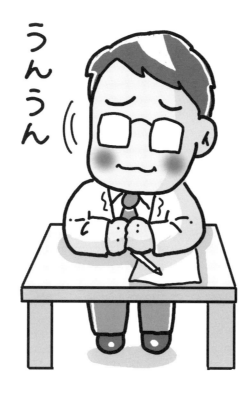

1 睡眠
2 適応障害
3 発達障害
4 てんかん
5 アルコール依存症
6 認知症
7 セロトニン
8 ドーパミン
9 メンタル不調の復職支援
10 ブルーマンデー症候群

みんなの衛生委員会　Chapter 2　心の病気　　　　　■実施日：　　　／　　／

1 睡眠

総務部長

Q 「寝ても疲れがとれない」という従業員の声を聞きます。

最近、従業員から「寝付きが悪い」「寝ても疲れがとれない」という声が聞かれます。就業中に事故や支障を来しては困るので、いい改善方法はないでしょうか？

A 年々増える睡眠障害。ミスや生産性低下につながる恐れも

産業医

睡眠障害があるようですね。不眠は奥が深い問題です。日本人は、世界的に見ても睡眠時間が短く**(図①)**、国の調査では睡眠による休養が十分とれていない人の割合は**2割程度**であり、年々増えているようです。

不眠を見極める際は、大きく4つに分類します。
① **入眠困難**
② **中途覚醒**
③ **早朝覚醒**
④ **休養感の乏しさ** です。**(解説①)**
これらのどれか1つだけではなく、2つ以上が重複している場合も多いのです。

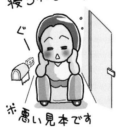
トイレでも寝られまーす
悪い見本です

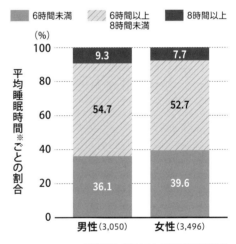
（図①）日本人の睡眠時間
※20歳以上の過去1カ月の平均睡眠時間
出典：厚生労働省、平成30年国民健康・栄養調査報告

今回のように従業員の睡眠の問題に気付いたら、どうすればよいのでしょうか？受診が必要なポイントはありますか？

（解説①）不眠症の4つのタイプ

①	入眠困難	横になっても寝付くことができない状態。眠りにつくのに30分から1時間以上かかり、それを苦痛と感じる状態。日中の不安や緊張が強いときに現れやすい。
②	中途覚醒	睡眠中に何度も目が覚める状態。一度目が覚めると再入眠に時間がかかる。
③	早朝覚醒	自分が望む起床時間よりも2時間ほど早く目が覚める状態。そのあと寝付くことができない。
④	休養感の乏しさ	睡眠時間が十分であるにもかかわらず、休まった感覚がない状態。睡眠時無呼吸症候群など身体疾患が関連していることもある。

ポイントは「本人が困っているかどうか」

不眠の背景を突き止め、改善することは大事です。睡眠環境を快適にしたり、生活習慣を改めたり、アプリで睡眠パターンを確認するのも良いでしょう。改善が不十分、また長引く場合は受診をお勧めします。

受診のポイントは「**本人が日中困っているかどうか**」。例えば、人事面談で日中眠気が酷くて居眠りするため、上司も本人も困っている事例がありました。そんなときこそ受診のタイミングです。受診のハードルが高い場合は、**産業医面談**や**保健師面談**におつなぎください。産業医や保健師との面談であれば応じる社員も多いと思います。持病のある方は、かかりつけ医に相談を。身体疾患の無い方は、**心療内科**や**精神科**を受診しましょう。睡眠外来を設けている医療機関もあります。日本睡眠学会専門医のリストがホームページで確認できますので、かかりつけ医がない場合は利用する方法もあります。

睡眠不足が続くと、日中の生産性も低下します。疲労回復が遅れ、免疫力も低下し、様々な病気のリスクも高まります。うつ病などの精神疾患は、睡眠障害から始まることも多いのです。

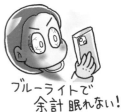

> それは会社としても困りますね。社員のために会社としてできることはありますか？

会社は、睡眠の重要性を広めて、対象者を相談窓口や受診につなげること

2つポイントがあります。1つ目は、**睡眠の重要性を知ってもらうこと**です。
自分や周囲の人の睡眠の異変に気付くためには、正しい睡眠の知識が必要です。近年では、研修等で睡眠教育を行う企業も増えています。睡眠教育を行い、各人が睡眠を整えることで生産性向上に関わってきます。厚生労働省では、2023年に「健康づくりのための睡眠指針2023」を策定し、様々なWEBコンテンツも出ていますので、ご覧になってください。
2つ目は、**睡眠で困っている人の相談窓口の設定、受診につなげること**です。
睡眠教育で睡眠リテラシーが向上すれば、業務パフォーマンスが向上し、ミスの低下や生産性向上に関連するため、ぜひ取り組みましょう。

今回のクイズ

- 日本人で、睡眠による休養が十分とれていない人の割合は（　　　）割です
- 睡眠障害で受診するなら（　　　　）科、精神科へ

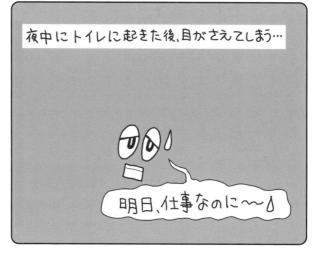

はみ出しメモ

睡眠は肉体的負荷によって促進されますが、精神的負荷によって阻害されます。心に悩みがなく、スポーツに打ち込む人は、深く眠れます。逆に、運動をせず、心に悩みのある人は眠れません。朝6時に起きて、太陽の光を浴びながら1時間散歩をし、楽しく仕事ができたら、睡眠障害は治るでしょう。とはいえ、言うは易し、行うは難しですね。

みんなの衛生委員会　Chapter 2 心の病気　　　　■実施日：　　／　　／

2 適応障害

Q うつ病とうつ状態、適応障害の違いは？

人事課長

「『五月病』は俗称で、正式な病名は『適応障害』」と伺いました。
「適応障害」について詳しく教えてください。

A うつ病は病名で、適応障害は「うつ状態」の原因疾患の一例です

産業医

「**適応障害**」は、原因が明確な「うつ状態」に使われる病名です。
「うつ状態」と「うつ病」は違います。**(図①)**
「うつ状態」は症状名で、
「うつ病」は病名ですね。
「うつ状態」の原因疾患の一例に、
「適応障害」と「うつ病」が
あります。**(図②)**

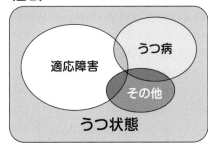

(図②)

うつ病も適応障害も「うつ状態」という
状態像の一つである

ストレスから解放されれば 適応障害は改善します

「適応障害」は、大きなストレス・環境から受けるストレスへの反応が強く出て、
苦痛や生活に支障が出る症状です。
「遅刻」、「欠勤」、「対人関係がとりにくくなる」のも症状です。
「遅刻」=「適応障害」と言い切れませんが、メンタル不調の方には「勤怠の乱れ」が見受けられます。
状況や症状に幅がありますが、適応障害は**ストレスから解放されると改善**します。
メンタル不調の対策では"病気を正しく理解すること"が大切です。
病状・治療法の知識とともに「病名・用語の理解」が正しい判断には欠かせません。

勉強します！
ところで、仕事がストレスの原因の適応障害は労災になるのですか？

パワハラによる適応障害は、損害賠償請求にも！

上司の**パワハラによる適応障害**は、**損害賠償請求**される場合があります。
労務時間の適切な管理やハラスメントの防止は、メンタル不調予防の一つの方法です。
メンタル不調に気付いたときすぐ相談できるよう、**産業医や保健師の面談**など、社内外の相談窓口の設置も大切です。業務上の困りごとや事業場に言いにくいことを聞き出す機会を作ることができます。
メンタル不調は予防的な介入が大事なのです。さらに「**ストレスチェック**」も、メンタル不調の予防に重要です。
あまり重要視していない事業場も多いのですが…。
労働者が50人以上の企業には、ストレスチェックの実施は義務ですが、その結果を基に分析し、**職場環境の改善に活かす**ことが大切です。
50人未満の企業もストレスチェック制度を活用し、職場環境の改善に努めてください。

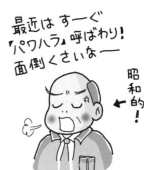

（図①）うつ病と適応障害の違い

うつ病	適応障害
発症の引き金がないことが多い。	発症の引き金が必ずある。
慢性的なストレスにさらされたあとに発症することがある。ストレスから離れてもすぐに良くはならない。	ストレスにさらされてからすぐに発症し、ストレスから離れればすぐに良くなる。
一旦うつ状態が始まると、楽しいことがあっても楽しめない。	うつ状態の最中でも、楽しいことがあると楽しめる。
病前性格は、執着気質であることが多い。	特に目立つ病前性格はない。

↓ 薬が良く効く

↓ 薬はあまり効かない

出典：飯田橋メンタルクリニック「うつ病と適応障害との違いについて」を参考に一部修正

今回のクイズ

● 「うつ状態」は（　　　　　）名、「うつ病」は病名です

● （　　　　　　）による適応障害は、損害賠償請求されることも

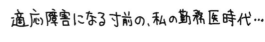
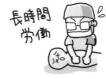
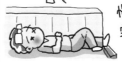
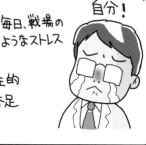

はみ出しメモ
皇室における報道で、この病名が広く知られるようになりました。産業医の主業務には「就業制限と配置転換に関する助言」がありますが、人間関係や仕事との相性など、誰でも適応障害になる可能性はありますが、メンタル対応ができる産業医であれば、配置転換にも的確な助言が行えます。ぜひご相談ください。

みんなの衛生委員会　Chapter2 心の病気　　■実施日：　　/　　/

3　発達障害

Q 発達障害を疑う職員に、職場での配慮を教えてください。

総務部長：発達障害を疑う職員がいます。ミスが多い、忘れっぽい、同じことを繰り返す、優先順位がつけられない、相談が苦手なようです。職場でどう関わればよいのでしょうか？

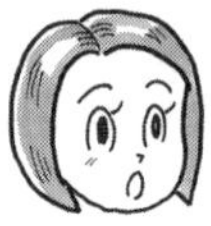

A 個性や能力などを理解し、適したサポートを

産業医：発達障害は、脳内のある領域の発達にアンバランスがあります。特定のことには優れた能力を発揮する一方、ある分野は極端に苦手といった、発達に凸凹があることが特徴です。育て方ではなく、「生まれつきの脳の特性」です。発達障害には **ASD（自閉スペクトラム症）**、**ADHD（注意欠如・多動症）**、**LD（学習障害）** などが含まれ、有病率はASDが1％、ADHDが5％程度です。（図①）

私は昔から計算が苦手です…。誰でも得手不得手はありますが、その差が大きいのですね。

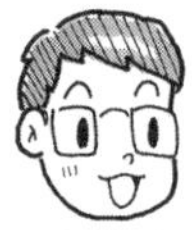

はい。「発達障害」といっても症状もさまざまです。事業場においては「心身の機能の障害がある労働者に対する事業主が講ずべき指針」として、厚生労働省から「**合理的配慮指針**」が出されています。
まずは各人の特性を理解した配慮が必要です。
相手を知り、対話のコミュニケーションが難しい場合は、メール等、文章で意思疎通してください。
該当する方のできないことには注目せず、できる部分を評価しましょう。
ポイントは「**相手を気にし続けること・決して見捨てないこと**」です。

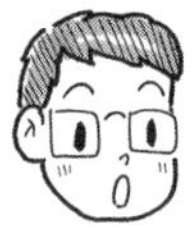

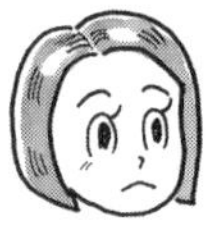

（図①）発達障害の種類

●は主な特性
他にも発達性協調運動症（DCD）、吃音、チック症が発達障害に含まれる

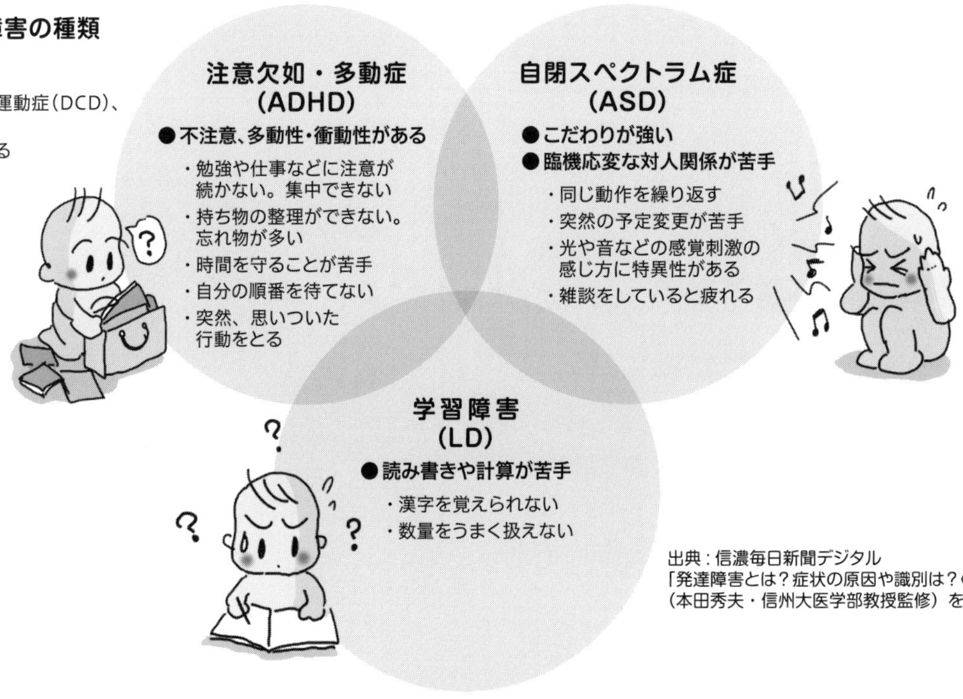

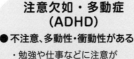

注意欠如・多動症（ADHD）
●不注意、多動性・衝動性がある
・勉強や仕事などに注意が続かない。集中できない
・持ち物の整理ができない。忘れ物が多い
・時間を守ることが苦手
・自分の順番を待てない
・突然、思いついた行動をとる

自閉スペクトラム症（ASD）
●こだわりが強い
●臨機応変な対人関係が苦手
・同じ動作を繰り返す
・突然の予定変更が苦手
・光や音などの感覚刺激の感じ方に特異性がある
・雑談をしていると疲れる

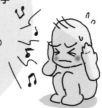

学習障害（LD）
●読み書きや計算が苦手
・漢字を覚えられない
・数量をうまく扱えない

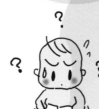

出典：信濃毎日新聞デジタル
「発達障害とは？症状の原因や識別は？〈深く知るために〉」
（本田秀夫・信州大医学部教授監修）を参考に一部修正

また、成人後に職場で適応障害として事例化し、その時点で発達障害と診断されたケースもあります。この場合、主診断が発達障害（ADHD）で、二次的に適応障害（うつ状態）になった、と表現されます。例えば「ADHDによる注意障害があり、その結果仕事でミスが多く、うつ状態になる」というケースは、案外職場に多く存在するかと思います。

なるほど。思い当たるような…。ところで発達障害の有無は、採用試験で分かりませんか？

適性次第では活躍できる可能性も。専門医の診察も推奨

いずれも外見だけでは分かりにくく、判別は困難です。
ASDは、自分の特性を正しく認識できず、集団になじみにくく、孤立しやすい特徴があります。ただ、集中力や情報収集力が高い特性を持つこともあり、適性次第で活躍できる可能性があります。
ADHDは、神経伝達物質の機能障害が示唆されています。攻撃的な行動、過食、自傷行為、依存（アルコール、薬物、ギャンブル、インターネット）があります。マルチタスクが苦手で、他人の話を聞かず一方的に話す方もいます。不注意で電話対応など聴覚情報の記憶や会議が苦手で、複数相手だと注意がシフトできない特徴もあります。起業家タイプですが、コールセンターのオペレーターには向かないかもしれません。

発達障害に治療法はないのでしょうか？

ADHDは治療薬があるので、発達障害を専門とする**専門医から適切な診断を受けることが重要**です。就労移行支援や就労継続支援など、発達障害の就労支援制度もあります。また、障害者雇用につなげられるケースもあります。
特性ゆえの困難さは、職場環境を調整し、特性に合った業務にすることで軽減されると言われています。症状や困りごとはさまざまです。本人と周囲が個性・能力・希望などを理解し、業務で適したサポートを行うことが大切です。

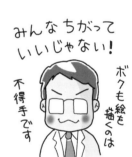

今回のクイズ

- 発達障害には（　　　　）、ADHD、LDなどがあります
- 発達障害のある社員には「相手を気にし続けること・決して（　　　　　　）こと」

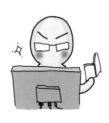

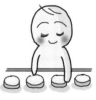

はみ出しメモ：一説によるとフランスの有名な作曲家のエリック・サティは、ASDだったのではないかと言われています。彼は、どんなときも同じ黒服を着ていたそうです。ほか、発明家のエジソンや、起業家のイーロン・マスク氏もADHDと言われているそうです。さらにマスク氏はイギリス・BBCテレビのインタビューで、自身をアスペルガー症候群だと明かしています。

4 てんかん

Q 社員が勤務中にけいれんを起こして救急車で搬送されました。

総務部長

弊社の30代男性社員が、勤務中にけいれんを起こし救急車で搬送されました。元々持病にてんかんを持っていたようです。現在意識は戻り、自宅待機中です。「てんかん」とは、どんな病気でしょうか？

A 薬物治療で発作は改善。運転等は主治医・産業医を通じて事業場で判断を

産業医

てんかんは「てんかん発作」を繰り返す、中枢神経疾患の一つです。年齢や性差なく発症します。私たちの体を作っている細胞には電気的な流れがあり、脳の神経細胞も規則的なリズムで電気的に活動しています。てんかん発作はこのリズムに、激しい電気的な乱れが生じることで起きます。このため「脳の電気的嵐」と例えられます。

原因は、**脳になんらかの障害や傷があることで起こるもの（症候性てんかん）**と、**原因不明のもの（特発性てんかん）**があります。

てんかん発作には、突然意識を失ったり、意識を保ったまま変な光が見えたりと、症状もさまざまです。発作の原因や重症度、脳の障害の程度にもよりますが、**適切な薬物治療**で発作の回数は減少・消失が可能です。

薬でコントロールできます。偏見、誤解ないように

今後、会社としてどう対応すればいいでしょうか？

発作が起きたときは静かに見守る対処を

復職する際は、主治医に「復職可」という内容の診断書を発行してもらってください。その後、産業医面談を通して、復職可否の意見書を発行します。産業医面談は定期的に3年ほどは継続する必要があります。業務は、経過を見ながら通常勤務に段階的に進めていく措置になると思います。

再び、業務中に発作が起きたときの対処法を教えてください。

発作時は服をゆるめて横向きに

てんかんには、救急搬送が必要な発作があります。**（表①）**
この場合、医師による処置が必要です。
また、てんかん発作中の人への禁止事項もあります。**（表②）**
発作中は静かに見守ってください。

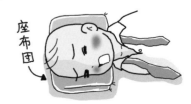

業務の中でも、特に自動車の運転は重要な課題です。2012年4月、京都市の祇園地区で、てんかん患者が運転していた社用車が暴走し、当事者を含む7人が死亡、12人が負傷した交通事故がありました。この事故で、勤務先の会社は倒産しました。さらに被害者の遺族が、加害者の家族と雇用者の会社を相手取って、損害賠償訴訟を起こしたのです。

恐ろしい話です。今からでも、運転業務に携わる社員に、てんかんの既往の有無を確認すべきでしょうか？

救急搬送が必要な発作（表①）

以下のようなときは、医師による処置が必要です。救急車で近くの病院を受診してください。

- けいれんのあるなしにかかわらず、意識の曇る発作が短い間隔で繰り返す
- 発作と発作の間で意識が回復していない状態のまま繰り返す
- 1回のけいれん発作が5分以上続き止まらない

引用：公益社団法人日本てんかん協会 ホームページより

持病があっても就労可能。誤解・偏見がないよう社内教育を

はい。確認してください。この場合、プライバシーの侵害にはなりません。**会社には、従業員が業務遂行に必要な能力を持っているどうかの確認をする権利も義務もある**からです。

発作中にしてはいけないこと（表②）

- ✕ 体をゆする
- ✕ 大声をかける
- ✕ 叩く
- ✕ 押さえつける
- ✕ 口の中に詰め物をする
- ✕ 発作直後の意識が曇っている際に薬や水を飲ませる

※発作中は騒がず注意深く見守ることが大切です。

引用：公益社団法人日本てんかん協会 ホームページより

なお、自動車運転の許可を出すのは**公安委員会**です。主治医の診断書を基に、公安委員会が自動車免許を付与すれば、てんかんの持病とけいれん発作の既往があっても、自動車運転は法的に可能です。

ただ、プライベートと業務中の運転は異なります。**業務命令としての運転は、使用者責任が発生**します。自動車運転免許が付与されても、**産業医面談を実施の上、会社として別途可否を検討する必要**があります。ほか、**高所など転落の恐れのある作業、危険作業（高速で回転する機械や高圧電気などを扱う作業など）、一人での作業などは避ける**ような配慮が必要です。

てんかんの持病があっても**就労は可能**です。誤解や偏見がないよう、**社内教育**もぜひ行ってください。

今回のクイズ

- てんかんは「（　　）の電気的嵐」と例えられます
- 自動車運転の許可を出すのは（　　　　　）です

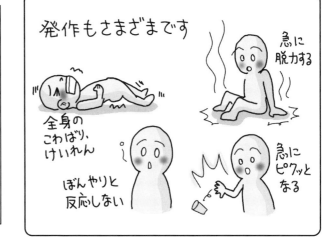

はみ出しメモ

てんかんは100人に1人が持つ病気です。てんかん発作は、薬である程度はコントロールが可能ですが、業務負荷が増えることで発生リスクが上がります。そのため、産業医面談を定期的に実施し、必要に応じて就業制限をかけることが重要です。時間外労働を月に0〜20時間くらいの範囲に収めることで、労働者の体への負担を減らすことができます。

5 アルコール依存症

Q 「アル中」の社員のことで困っています。

人事課長

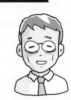

症例①
50代男性。離婚歴あり。本人いわく上司のパワハラでうつ病発症、休職歴あり。現在は復職して3年経過。復職後にアルコール依存症が発覚、アルコール専門病院に転院、通院治療中だが、飲酒も継続。薬物治療は現在、安定剤1剤のみ。身体的には、肝機能障害、逆流性食道炎、慢性胃炎を内科でフォロー。月に数日欠勤あり。「胃痛」「認知症の父の介護」が理由だが、欠勤連絡の電話では酔っている様子。精神科面談を月1回継続中。徐々に身体疾患や消耗が進行している様子。ぼうっとして、仕事がこなせない日が微増。

A この症例の場合はアルコール依存症です

産業医

「アル中」とは急性アルコール中毒の略です。
この症例の場合は**アルコール依存症**ですね。（解説①）

なるほど、違うんですね。「仕事ができる状態でない」と会社は判断していますが、休職を勧める時期を見計らっています。具体的に、いつ、どんな手順で対応すればいいのか…。

労働者には「健康保持義務」があります
復職に条件をつけることも

産業医が労働者に「就業不可」の判断をするのは、次の2つの場合に大別できます。

(1) 病欠・勤怠不良（*absenteeism*）
病気や体調不良による欠勤で、病欠のこと。 1日8時間、週5日の出勤ができない状態で、勤怠不良と呼ばれます。この状態が1カ月以上続いた場合、主治医や産業医が「就業不可」の判断をすることが医学的には妥当です。

(2) 疾病就業（*presenteeism*）
出勤しても、病気で生産性が低下している状態で、疾病就業と言います。勤怠に問題はありませんが、労働者に期待される業務が平均より明らかに低下している状態です。就業時間内の昼寝や、業務命令が守られない等です。主治医は勤務状態の情報を持たないことが多く、産業医が「就業不可」の判断をするしかありません。

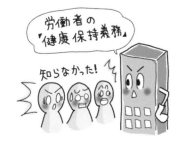

症例①では両者が混在の状態で、産業医としては労働者と面談して状況確認後「就業不可」の意見書を書いた後、自宅療養される方がよいでしょう。
労働者には**「健康保持義務」**が安衛法（労働安全衛生法）で課されています。
この社員さんは、アルコール依存症と診断されても飲酒を続け、**健康保持義務違反**です。
復職の条件に**「卒酒」**を課すのも良いと思われます。

「酒は百薬の長」ならず。少量でも体に影響が!

以前、私は下記の症例を経験したことがあります。

症例②

55歳男性。営業社員。上司との関係が悪く、5年前より飲酒量が増加。アルコール依存症と診断、休職を繰り返す。休職中に脳動静脈瘤を指摘され手術を受けた。復職支援プログラムを実施したが、頭痛、腹痛、食思低下等で、復職できない状態が6カ月続いた。休職期間の上限2年を超える1カ月前に腹痛を訴え、産業医面談で受診を勧めたが受診せず退職となった。退職1カ月後、死去したとの報告があった。

お酒で命を縮めてしまったのですね。
…でも「酒は百薬の長」ですし、少量なら体に良いのでは?

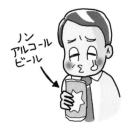
休肝日、増やします
ノンアルコールビール

じつはそうでもないようです。
少量のお酒は、心筋梗塞や糖尿病のリスク低下にはなれど、がんに関しては、量に応じて危険性が高まります。リスクも考えて飲酒を楽しんでくださいね。

(解説①)
アルコール依存症とは?

大量のお酒を長期間飲み続けることで、お酒がないといられなくなる状態が、アルコール依存症です。
その影響が精神面、身体面にも表れ、仕事ができなくなるなど生活面にも支障が出てきます。
アルコールが抜けると、イライラや神経過敏、不眠、頭痛・吐き気、下痢、手の震え、発汗、頻脈・動悸などの離脱症状が出るため、それを抑えようと、また飲んでしまいます。
アルコール依存症は「否認の病」ともいわれるように、本人は病気を認めたがらない傾向にあります。
断酒をしてもその後一度でも飲むと、また元の状態に戻ってしまうので、断酒には強い意志が必要です。
本人が治療に積極的に取り組むこと、家族や周囲のサポートがとても大切です。

出典:厚生労働省「みんなのメンタルヘルス」を参考に一部修正

今回のクイズ

● 労働者には
「(　　　　　　)義務」が
あります

● お酒は量に応じて
(　　　)発症の危険性が
高まります

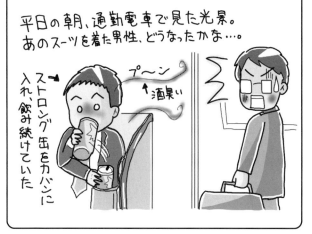

はみ出しメモ

アルコールはドーパミン受容体を増やし依存性を作ることが実験で分かっています。ドーパミンは強い快楽物質で、たばこや麻薬、ギャンブル依存にも関わっています。専門医にかかってもアルコール依存から脱却するのは困難ですが、私は産業医面談の際、神社のお札を渡してアルコール依存から一定期間脱した方を知っています。「お札療法」かも?

6 認知症

Q 認知症が疑わしい従業員がいます。どう対応すれば…？

総務部長

Aさんの場合
60代男性。業務内容は自動車の運転、配送、倉庫内入出庫。3ヵ月前の夏ごろから職場で「Aさんの体調が心配、認知症では？」と言われるようになった。何度か本人にヒアリングをしたが「夏バテ（熱中症気味）で心配ない」とのこと。年1回の健康診断も受診し、かかりつけ医で血液検査もしているが、問題はない様子。Aさんの奥様いわく「変わりないと思う」とのこと。しかし、業務指示を忘れることが数回あったと報告を受けている。また、社用車で自損事故歴もあり。
Aさんの業務には車の運転があり、現場から「安全配慮義務を果たすため、定期健康診断以外の検査を受けてほしい」と言われている。

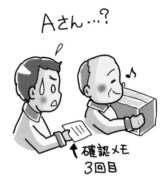

A 本人に了解・協力を得てからMRI等で診断

産業医

認知症疑いの従業員がいる場合は実務に影響が出ているか、その場合どの程度の影響かを確認、整理する必要があります。

今回のケースは「仕事上の指示を忘れること」が実務への影響ですね。

認知症への対応は、本人の協力なしに成り立ちません。また、トラブルを避けるため丁寧な説明が必要です。まず会社からの声かけは、**必ずプライバシーが守られている環境**を確保して行ってください。

業務に支障が出て、会社に産業医がいる場合は**産業医面談**をご依頼ください。産業医面談で受診勧奨と共に、診療情報提供書か情報提供依頼書を発行し、主治医へ現状の情報提供をします。

産業医面談をせず、すぐ受診を勧めてもいいですか？

60歳の節目に脳ドックを勧める企業も

今回のケースでは、本人が受診の必要性を感じてなく、主治医に現状をうまく伝えられない、または伝わらない可能性が高いのです。

そこで本人には、現在の体調や業務に関して、産業医面談をお願いしたい旨を伝えます。

業務に支障は出ていなくても認知症が疑わしい場合、60歳等の節目に**脳ドック**を勧める企業もあります。受診費用は、基本的に本人にお支払い願うことが多いようです。

ただ、業務に支障が出てなく、会社の希望で受診される場合、会社が負担することもあります。

さて、本人から受診の了解を得た後は、
① **神経内科医**による診察（MRI等の画像診断を含む）：疾患の有無の確認
② 産業医による面談：業務上の措置の必要性の確認
が必要です。（図①）

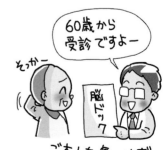

ご本人の協力が難しければ、同意書を用意することも

Aさんの場合

産業医面談を経て、神経内科医で受診

受診の結果、AさんはMRIや神経内科的にも特に問題はありませんでした。

業務上の問題点や能力不足な点は「業務上の指導」として対応していただく必要がありそうです。

また御社の場合、今後も同様の事例が発生することが考えられます。本人の協力が得にくい場合、以下を**念書・同意書**という形で書面に残した上で、受診いただく方法もあります。

① **労働者には健康保持義務があり、健康な労働力を会社に提供する義務があること。**
② **そのための診察であること。**

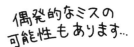
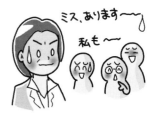

超高齢社会と共に、定年延長を導入する企業も増えています。

今後も同様の問題の発生が予想されます。

なぜ、産業医面談や受診をする必要があるのか、総務人事のご担当者は、**本人へ丁寧に説明する配慮**を心がけてください。

（図①）認知症検査の流れ

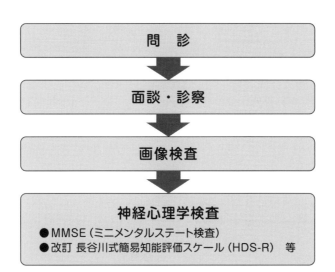

- 問診
- 面談・診察
- 画像検査
- 神経心理学検査
  - MMSE（ミニメンタルステート検査）
  - 改訂 長谷川式簡易知能評価スケール（HDS-R） 等

今回のクイズ

- 認知症が疑われる従業員には、必ず（　　　　　　　）が守られた環境で声かけを
- （　　　　　　）医でMRIなどの検査・診察を受けるよう勧めてください

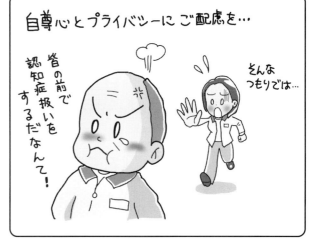

はみ出しメモ

少子高齢化社会を迎えた21世紀、労働力は希少になります。職場で認知症を理解し協力体制を整えることで、安心して働ける環境が生まれます。「できること」を活かし支え合う職場が多様性を育てます。認知症も初期であれば働き続けられますが、周囲のサポートが鍵です。作業手順をメモにする、タスクを分けるなどの工夫で負担を減らせます。

2-6 認知症

7 セロトニン

Q 最近メンタル不調の労働者が増えていますが、なぜでしょう?

人事課長

> 弊社では、最近メンタル不調の労働者が増えています。昔は「ノイローゼ」と言っていましたよね…。

A 脳内物質の「幸せホルモン」こと、セロトニンを増やそう!

産業医

統計上でも、精神障害の労災申請は増加中です。**(図①)** メンタル不調の原因が分かっている場合、適応障害・神経症・自律神経失調症・心身症などの診断がつきます。
原因不明な場合、うつ病と診断されることが多いようです。
精神症状（気分の落ち込み、イライラ感、不安感、睡眠障害）と身体症状（頭痛、めまい、吐き気、腹痛）の優位次第で、神経症、自律神経失調症などに診断されます。また、原因が明確な場合は適応障害と診断します。
心身症は、自律神経失調症が進行した状態です。
じつは、これらの抑うつ気分を伴う精神疾患の共通点には、セロトニン不足が挙げられます。

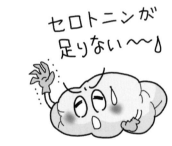
セロトニンが足りない〜♪

> 「セロトニン」ってなんですか?

セロトニンは、脳内の神経伝達物質で、別名「**幸せホルモン**」です。
うつ病には、このセロトニンの脳内濃度を上げる薬が使われます。
ちなみにセロトニンの兄弟物質がメラトニンで、こちらは睡眠と深い関係があります。
セロトニンが出ないとメラトニンも出ません。
ですからメンタル不調では、気分の落ち込みと睡眠障害が同時に出がちです。

ところで、私の祖母は「寝るのは極楽、金いらず」が口癖でした。今思えば、意外と含蓄があると気づきました。
極楽とは、幸せの絶頂の意味です。これはセロトニンの分泌が十分な状態です。
幸せには、安らぎを伴う静かな喜びと、興奮を伴う喜びがありますが、セロトニンは前者です。
そして、睡眠はメラトニンが分泌されている状態。医学的にいえば、セロトニンとメラトニンが十分分泌されている状態こそ、幸福の本体です。つまり、熟睡できる状態こそ極楽なのですね。

> おばあちゃんの知恵って、案外「深い」…!

幸せの近道は「日光浴・散歩・深呼吸」と「感謝」!

ところで、セロトニンを生活習慣から分泌できないかと、大脳生理学者の有田秀穂先生が研究したのが**「日光浴と散歩と深呼吸」**でした。1日約20分の日光浴と散歩と深呼吸が、脳内のセロトニン分泌を促すと、実験でも証明されたのです。「寝るのは極楽、金いらず」は、これら医学的知見を総合して端的に表現したものかもしれません。

そして食生活。セロトニンの原料となる**トリプトファン**というアミノ酸を摂取しましょう。**肉、魚、大豆**などに含まれています。特に大豆は植物性で、健康面でもお勧めです。最後、心がけとして大切なのが「**感謝**」をすることです。

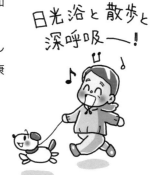

…えっ、「感謝」が大切なのですか?

カリフォルニア大学の心理学実験によれば、感謝すると幸福感や免疫力が高まり、痛みの軽減や利他的な行動が認められました。感謝とは、ありがたいと思う精神的状態ですが、人生を肯定的に捉える思考習慣でもあります。結論として、セロトニンが十分に分泌される生活をするには、①深呼吸 ②大豆 ③感謝 ④日光浴 ⑤歩行 ⑥太陽光 ⑦睡眠 が重要です。どれもほぼお金がかかりませんから、ぜひ試してみてください。幸福というのは、意外と安価なものなんですよ。

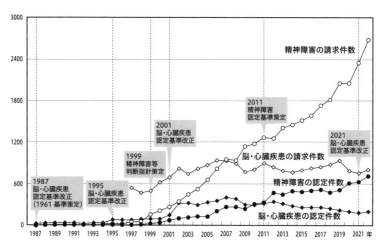

(図①) 脳・心臓疾患及び精神障害の労災補償状況

出典:全国労働安全衛生センター連絡会議
「特集／脳・心臓疾患、精神障害の労災認定」を一部修正

今回のクイズ

● 抑うつ気分のとき、脳内では
　(　　　　　　) が不足して
　います

● 幸福感を得るのに大切な
　心がけは「(　　　)」すること

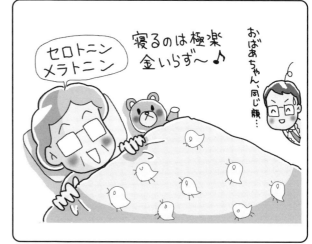

はみ出しメモ

セロトニン、ドーパミン、オキシトシン、ベータエンドルフィンを4大幸せホルモンと言います。セロトニンは感情を安定させ、日光浴や運動で増加。ドーパミンは快感を生み、目標達成時に分泌。オキシトシンは信頼や愛情を深め、スキンシップで活性化。ベータエンドルフィンは別名「脳内麻薬」。運動や笑いでストレスを軽減し幸福感を高めます。

8 ドーパミン

Q よく耳にする「ドーパミン」とは、どんなものですか？

前回のセロトニンの話は興味深かったです。
また「ドーパミン」という名前もよく聞きますが、セロトニンとどう違うのですか？

A 別名「やる気ホルモン」。セロトニンも出れば幸福感アップ！

ドーパミンとは、セロトニンと同じく、脳内で分泌される神経伝達物質です。
別名「**やる気ホルモン**」と言われます。
再び、私の祖母のエピソードですが、彼女の哲学の一つに「勉強したら頭がおかしくなるから、勉強してはいけない」というものがありました。

なんとも独創的な考え方ですね…。

冗談でなく、私の母が宿題をしようとすると、
本気で邪魔をしたそうで、母は隠れて勉強したほどです。
私も子供の頃、この話を聞いた時「変わったおばあちゃんだな」と思ったものですが、
今となってはこの祖母の見解、実は正しいのでは？という気がしてきたのです。

仕事で疲れた脳を再活性させるには「休息」以外に「遊び」も！

2022年1月、高校2年生の少年が、大学入学共通テストの試験会場だった東京大学前で、刃物で3人に切り付けた殺人未遂事件がありました。動機はなんと「猛勉強したのに成績がふるわず、事件を起こして死のうと思った」と。勉強と成績に固執した悲劇です。ドーパミンも欠乏していたのではないでしょうか。
このニュースを聞いた時、私は、祖母のあの言葉を思い出したのです。
じつはドイツでは、夏休みや冬休みなど長期休暇の前に「子供に宿題を出してはいけない」という法律があるそうです。その理由は「精神の自由を奪うから」。では、ドイツ人は日本人と比べて、知力が低いでしょうか？
…そんなことはないですよね。結局、大人も子供も、定期的にドーパミンが出る生活をした方が幸せだと私は思うのです。

では、どうすればドーパミンが出ますか？残業続きでお疲れな私も出したいです！

好きな音楽を聴いたり、趣味など非日常の遊びや運動をしたりして、**達成感**や**満足感**を味わうとドーパミンが出ます。さらに、アミノ酸が豊富な**大豆**や**肉**、**魚**もよく食べましょう。ちなみに、仕事や勉強ばかりしていると、ドーパミンが出にくい脳になってしまいますのでご注意を。
終業後、仕事を忘れて何か**楽しいこと**をするのが大切です。仕事で疲れた脳を再活性化させるには、リセットできる**休息**と**遊び**が必要です。日本人は休息と遊びが少ないため、ゆとりがなく創造性も失われがちです。

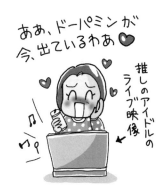

そういえば、昭和の時代は子供も大人も、結構無駄に遊んでましたね。

ワーク・ライフ・バランスを大切にしてドーパミンを出しましょう

休息と遊びが、脳と産業の活性化を生むのです。
遊びのことを英語で *recreation*（リクリエーション）といいますが、
re-creation には「再び創造」する意味もあります。
英語でも *"All work and no play make Jack a dull boy."*
（勉強ばかりで遊ばないと、子供はだめになる。）ということわざがあるほどです。

先生のおばあちゃんの言葉は正しかったのかも！
最近は「ワーク・ライフ・バランス」という言葉も広まり
「仕事も生活も」大切にする意識が、企業にも労働者にも認知されていますし。
…よし、今日は仕事を定時で上がり、自宅でのんびりします！

今回のクイズ

- ドーパミンは
  別名「（　　　　）ホルモン」
- 仕事で疲れた脳を
  再活性化させるには
  休息と（　　　）が必要

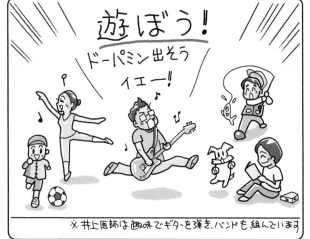

※井上医師は趣味でギターを弾き、バンドも組んでいます

はみ出しメモ

小児科医を目指して猛勉強する小学生の子が知り合いにいますが、毎日の塾通いで精神的に不安定になり、得意だったスポーツもできなくなりながら小児科医になった子もいます。長期にわたる試験勉強は弊害を生みやすいため勉強は必要最低限に留め、遊びを通じた「無駄」な経験を大切にしたほうが良いでしょう。一方、10年間野球に打ち込み

9 メンタル不調の復職支援

Q 従業員のメンタルヘルスについて相談です。

メンタル不調を抱えた従業員の問題で対応に困っています。

人事課長

A まずは精神科・心療内科に受診勧奨。 対応フローに則った手続きを

産業医

まず、人事担当者に**対応フロー**をご理解いただきましょう。**（図①）**
このフローで対応するため、休職・復職規定や産業医面談の規定に関して、事前に就業規則を見直してください。社会保険労務士に相談するといいでしょう。
そして精神科か心療内科の主治医をつけるため、**受診勧奨**をお願いします。拒否した場合は**産業医面談を設定**してください。産業医が受診勧奨すると、スムーズにいくことが多いのです。
また、うつ病など精神が不安定な状態では、思考力が低下し自分に不利な選択をすることがあります。うつ病が悪化すると自殺の可能性もあります。早めに精神科や心療内科の主治医を固定させることが最重要です。
そして**主治医**の「休職による自宅待機が必要である」旨の**診断書を、会社に提出**してもらってください。
その診断書を基に、休職手続きを行います。主治医の診断書があるのに本人が休職を拒否する場合でも、会社は休職させなくてはいけません。

休職期間の産業医面談は必要ですか？

休職中、会社への呼び出しはNGです

復職のめどが立つ（主治医の「復職可能」の診断書が発行される）まで、休職者の産業医面談は不要です。産業医面談は、**勤務中**や**復職時**に行います。休職時は自宅療養が必要な時期ですから、**会社への呼び出しはNGです**。
ちなみに人事担当者からの連絡は、月に1回程度、電話で病状の経過を確認するぐらいなら問題ありません。本人から復職の希望があり、主治医から「**復職可能**」の診断書が出された時点で、産業医面談を設定してください。
復職可否の判断権は会社に属します。主治医は**治療が専門**で、患者が生活できるレベルまで回復させることを目標としています。
一方産業医は、**労働者が定時勤務できるかを判断する**専門家です。就業に関して産業医は的確な意見を提示します。

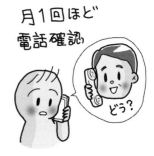

> 復職面談では何を確認しますか？

復職支援プログラムや配置転換など誠実な対応を

定時勤務時間に耐えられるか確認します。定時勤務時間が8時間の場合、**体調が9〜10割までの回復が必要です**。不十分な回復では、再び休職になるリスクがあります。

メンタル不調の休職者の場合、復職前に「**復職支援プログラム**」を実施します。これをこなせることが、定時勤務を行えるかの判断材料の一つになるのです。

復職支援プログラムとは、**約1カ月間の仮想勤務**（起床時間を一定にし、昼間は勤務に近い肉体的・精神的な負荷をかける）**期間**のことです。厚生労働省も推奨しています。詳しくは同省のホームページをご覧ください。

義務ではありませんが、このプログラムを実施しなかったことを理由に、健康配慮義務違反で会社が訴えられた事例があります。

休職者の復職直後は、時間外労働0時間や出張不可等就業制限をかけることが多いです。半年〜1年かけて産業医面談と共に、就業制限を緩和します。

また過重労働やハラスメントなど、業務に起因する精神疾患の場合、配置転換などの配慮も必要です。会社が健康配慮義務をどれだけ誠実に履行するかが重要です。

（図①）復職支援の流れ

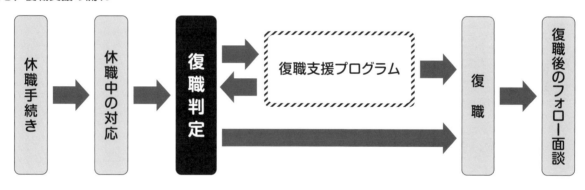

今回のクイズ

● メンタル不調者対応は、（　　　）フローを理解すれば難しくありません

● （　　　）プログラムを実施して、復職を成功させましょう

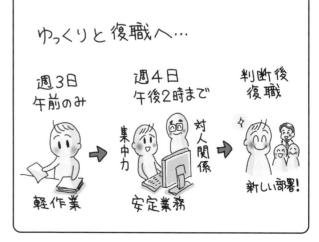

はみ出しメモ

私は20年間で100件以上の復職支援に携わりました。図書館を勤務先に見立て、該当者には週5回1日8時間1カ月間通わせ、週に1冊メンタルヘルスに関する本を読み、要約と感想文を書いてもらうのです。このプログラムで約9割が職場復帰できました。再休職となった1割の方には、認知行動療法を含む6カ月のリワークプログラムを提案しています。

みんなの衛生委員会　Chapter2 心の病気　　■実施日：　　／　　／

10 ブルーマンデー症候群

Q 日曜の夕方、気分が暗くなります。これって「サザエさん症候群」？

総務部長

今朝も、出勤で利用する電車が人身事故で止まりました。おそらく飛び込み自殺かも。私も日曜の夕方は「明日は仕事か…」と、どんよりします。

A 問題点を改善できれば 症状は軽減。
困難な場合は私生活の充実を！

産業医

オフィス街で診察をする精神科医によると、月曜日の午前診療は「ブルーマンデー症候群」の予約で埋まるそうです。正式な病名でないものの、**月曜日の朝に気分の落ち込みや不安感を感じる状態**で、適応障害の一種です。

「サザエさん症候群」とは、**日曜日の夕方に憂鬱になる**、という文脈で使われます。仕事が楽しくないことが根本原因で、人間関係、業務量、業務内容、職場環境など、何に問題があるか突き止め、**問題点を改善**させることで症状が軽減する可能性はあります。自分の力では解決できない場合は、**私生活の充実**で対応するしかないですね。

なるほど。趣味を増やすとかでしょうか？

趣味と運動はストレス耐性を強くします

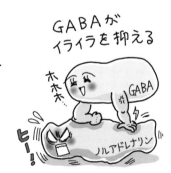

はい。じつは、**趣味と運動はストレス耐性を強くします。**
心から楽しめる趣味や、軽度の負荷がかかる運動を定期的に行えば、
少々嫌な仕事も乗り越えられるようになるかもしれません。
休日には、**日光を浴びて軽度の運動**をお勧めします。
これが、精神を安定させるホルモン・**セロトニン**の分泌を促します。
月曜日の過ごし方は**負荷の少ない業務**を入れて、徐々にアクセルを踏み、業務負荷を増やしていくことも有効です。また、月曜日の朝の5分間、**深呼吸**と**瞑想**をすることも効果的です。
いずれも、やる気物質の**ドーパミン**と幸福物質の**セロトニン**を、上手に脳内で分泌させる生活習慣を確立することが鍵です。
また、**ノルアドレナリン**、**オキシトシン**、**GABA**という脳内伝達物質も知ってください。ノルアドレナリンは、意欲や集中力を高める働きを持つ脳内伝達物質です。ただ、過剰な分泌は神経が高ぶり、イライラしやすく、落ち着きがなくなり、キレたり攻撃的になりやすくなります。GABAは、そのアドレナリンの作用を抑制する脳内伝達物質で、攻撃性やイライラをやわらげます。知人の起業家は「**死ぬこと以外はかすり傷**」という哲学を持っていてメンタルが強く、逆境でも会社を大きくされています。

なかなかすごい言葉ですね。それがGABAですか。分けてほしい…。

「なんじゃい、そんなもん」スピリットで強くなれる?!

また登場しますが、私の祖母もメンタルが鬼のように強い人で、口癖は「なんじゃい、そんなもん」でした。この思考習慣も、GABAを分泌させるのかもしれません。確かに、口癖や思考回路は、ストレス耐性の強さと直結する気がします。
オキシトシンは、愛情ホルモンとも呼ばれる脳内伝達物質です。
大雑把にまとめると、次の通りです。

① **筋肉トレーニング**や少し激しいスポーツをする
　➡ ドーパミンやノルアドレナリンが分泌され、脳や体は活動的な状態になる
② **散歩**や**日光浴**、森林浴や深呼吸をする
　➡ セロトニンが分泌され、静かな幸福感と精神の安定を得られる
③ 人や動物と**愛情に溢れる交流**をする
　➡ オキシトシンが分泌され精神が安定し、ストレスに強い状態になる
④ 「なんじゃい、そんなもん」や「死ぬこと以外はかすり傷」など、**雑草精神のような思考習慣**を持つ
　➡ GABAが分泌され、精神が安定し、睡眠状態が改善する

休日は寝てばかりでした…。
いいホルモンを脳内に出して、
月曜日の朝を喜びで迎えられるようにします!

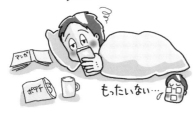

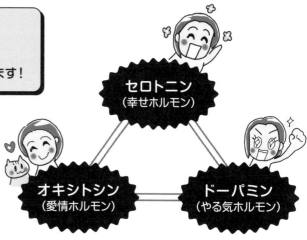

今回のクイズ

● 月曜日の朝起きやすい、適応障害の一種を「ブルー（　　　　）症候群」といいます
● やる気物質の（　　　　　）と幸福物質の（　　　　　）を脳内で分泌させていきましょう

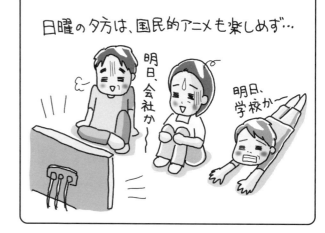

はみ出しメモ

月曜日が憂鬱なのは、学校や職場が嫌いだからです。勉強や仕事が好きな人はいいのですが、大多数の方は義務感で勉強や仕事をしています。これらが楽しくないとしても、思い切って前向きになる発想の転換をしてはいかがでしょうか？「上司のギャグを数える」「教科書の誤字探し」みたいな小さな遊びを見つければ、月曜日も少しだけ楽しくなるかも？

Column

なんじゃい、そんなもん

私の母方の祖母はかなり変わった人で、周りの人の意見が、全く気にならなかったようです。口癖が「なんじゃい、そんなもん」で、他人が何を言おうが動じず、いわゆる強メンタルでした。

さて、「心の三原色」とも言われる、「ドーパミン」、「セロトニン」、「ノルアドレナリン」はそれぞれ、「意欲」、「幸福」、「危険」を表します。最近は、安心を司るオキシトシン、快楽を司るベータエンドルフィンなど、脳内の神経伝達物質が次々に見つかっています。その中で異色なのが「GABA（ギャバ）」という物質です。GABA（Gamma-Amino Butyric Acid, γ-アミノ酪酸）は、脳内で主要な抑制性神経伝達物質として働く化合物です。その他の脳内神経伝達物質を抑制することで、興奮を抑えたり、感情を安定させたりする働きがあります。

GABAの働きは、神経の興奮を抑えることで、リラックス効果・抗不安作用を持ちます。GABAにはストレスや不安をやわらげる働きがあります。ベンゾジアゼピン系薬（例：ジアゼパム）の睡眠導入剤は、GABA-A受容体の作用を強め、不安や緊張をやわらげる薬理作用を持ちます。また、てんかんなどの異常な神経興奮を抑えるために、GABAの作用を強化する薬（バルプロ酸など）が使われます。加えて、脊髄レベルでの抑制作用により、筋肉の緊張をやわらげる効果があります。

GABAが不足すると、以下のような症状が出る可能性があります。
- 不安・ストレスの増加
- 不眠
- てんかん発作
- 筋緊張の増加

GABAは脳内のバランスを整え、過剰な興奮を抑える重要な役割を果たしています。そのため、ストレスの多い現代社会では注目されている神経伝達物質の一つです。

ここからは仮説ですが、私の祖母の「なんじゃい、そんなもん」というのは、GABAを定期的に脳内に分泌させていたのではないでしょうか？これが心の病気の発症を予防する鍵になる精神的な習慣かもしれません。

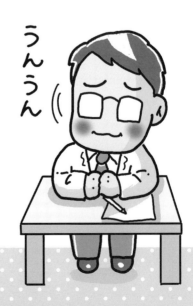

Chapter 3 労働安全衛生法

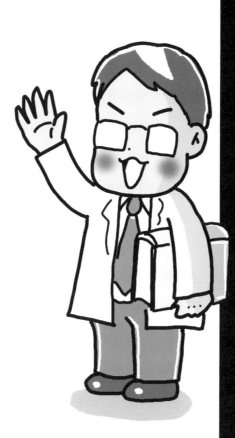

1 企業の健康配慮義務
2 衛生管理者と安全管理者
3 産業医と保健師
4 安全衛生委員会
5 一般健康診断
6 特殊健康診断
7 健康診断と実施後の措置
8 受診拒否
9 過重労働面談
10 ストレスチェック
11 労働者の健康保持義務
12 労働安全衛生法の関連法令

みんなの衛生委員会　Chapter 3　労働安全衛生法　　■実施日：　　　/　　　/

1　企業の健康配慮義務

Q　従業員の健康配慮まで、企業がしないといけないのですか？

人事課長

企業には「健康配慮義務がある」という話を聞きましたが、従業員の健康配慮まで企業がしないといけないのですか？健康診断だけでは足りないのでしょうか？

A　事業者は使用者に対して法的な健康配慮義務があります

産業医

はい、そのとおりです。倫理的な問題ではなく、法的に健康配慮義務があるのです。**労働契約法第五条**と、**労働安全衛生法第六十五条**がその根拠条文になります。**（法文①）**
労働者の健康管理の主体は、**本人**と**会社**（事業者と使用者）にあります。アメリカでは、健康管理は労働者個人の責任です。日本では、労働者個人と会社が半々で責任を負っており、法体系が全く違うんです。
ちなみに安衛法はご存知ですか？

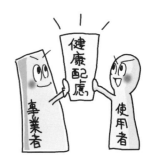

法律自体は知っているのですが、恥ずかしながら中身はほとんど分かっていません。

労働災害の多くの犠牲から 安衛法は改定されていく

安衛法とは、正式名称を「**労働安全衛生法**」といいます。
制定された目的は、簡単に言うと、労働災害から労働者を守るためなのです。そして、この法律に基づき、企業は**さまざまな義務**を負っているのです。ここで、覚えていただきたい言葉があります。
「**労働安全衛生法とは、労働災害で亡くなった方々の墓石である**」ということです。
やや重みのある言葉かと思われるでしょう。

ここで、労働安全衛生法の歴史を簡単にお話ししましょう。**（図①）**
労働安全衛生法は、1972年に制定されました。ただ、この前身として「**工場法**」というものが1911年に制定されていたのです。
100年以上前でありますが、今の小学6年生から働けて、12時間拘束、さらに休日は毎月2日という、今ではありえない内容ですね。
そして1947年に労働基準法が制定された際に工場法は統合されて、一度消失しています。労働基準法は産業の発展に伴い、労働問題も多く発生していく中でどんどん内容が増えていったのです。

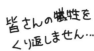
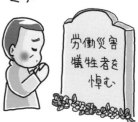

企業には、健康的で安全に働ける労働場所と賃金の提供義務がある

産業の発展は喜ばしいことですが、悲しいかな、犠牲もついて回っているのですね…。

その通りです。そしてついには切り出されて、**単独の法律として労働安全法が制定されたのです。**
つまり、労働安全衛生法の厚さは、**それだけ多くの労働者が犠牲になってしまっている結果**であることを理解してもらいたいのです。

ちなみに、この労働安全衛生法は百二十三条にわたるのですが、主語が「労働者」である条文は4つしかありません。ほとんどが「会社」が主語になっています。先ほども触れましたが、日本の法体系では**企業が労働者を保護する前提**です。
企業は健康的に、かつ安全に働ける労働場所及び正当な賃金の提供義務を負っています。労働安全衛生法が労働災害で亡くなった方々の墓石であることを理解し、正しい会社運営を行ってください。

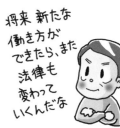
将来 新たな働き方ができたら、また法律も変わっていくんだな

（法文①）

労働契約法（労働者の安全への配慮）第五条
使用者は、労働契約に伴い、労働者がその生命、身体等の安全を確保しつつ労働することができるよう、必要な配慮をするものとする。

労働安全衛生法（作業の管理）第六十五条の三
事業者は、労働者の健康に配慮して、労働者の従事する作業を適切に管理するように努めなければならない。

事業者と使用者の違い

事業者	法人そのもの、もしくは法人の代表や取締役会などを指す。（労働安全衛生法第二条第三号）
使用者	事業主のために行為をする全ての方を指す。社長や支配人等の事業の経営担当者に加え、課長や係長、主任といった方まで該当する。（労働基準法第十条）

（図①）

工場法内容	最低年齢	拘束時間	休日
	12歳	12時間	毎月2日

労働法令の歴史

1911年	工場法	制定
1947年	労働基準法	制定
1947年	定期健康診断	義務付け
1972年	労働安全衛生法	制定
1996年	事後措置	義務付け
2006年	過重労働面談	義務付け
2007年	労働契約法	制定
2015年	ストレスチェック	義務付け

今回のクイズ

- 労働者の健康管理の主体は（　　　）と（　　　）にあります
- 労働安全衛生法とは、労働災害で亡くなった方々の（　　　）なのです

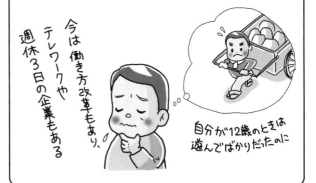

先人たちは大変だったんだなあ…
今は働き方改革もあり、テレワークや週休3日の企業もある
自分が12歳のときは遊んでばかりだったのに

はみ出しメモ

企業の健康配慮義務は、じつは利益向上にもつながります。例えば、SCSKは2010年代に残業を大幅削減し、1人あたりの月の残業時間を平均20時間未満に抑えました。普通利益が下がると思われますが、実際には生産性向上と業務効率改善により、利益は約2倍に増加したのです。社員の健康維持と働きやすい環境が、企業成長の原動力になる好例です。

3-1 企業の健康配慮義務

2 衛生管理者と安全管理者

Q 労働衛生で一番重要な人は … 社長なのでしょうか？

総務部長

弊社は総務部で労働衛生を担っています。改めて労働衛生で一番重要な人物って誰なのでしょうか？ 会社のトップの社長ですか？ それとも産業医の先生でしょうか？

A 衛生管理者です。労働衛生の整備は管理者次第で変わります

産業医

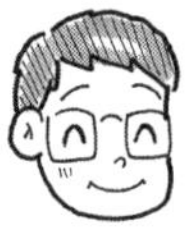

社長か産業医かと思えそうですが、じつは「衛生管理者」なのです。(図①) 御社の場合、総務部長ですよ。

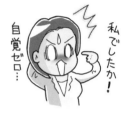

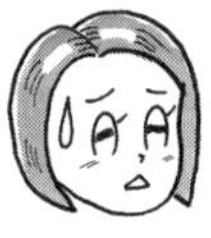

弊社では私なのですね！
今さらながら、そんな自覚はありませんでした。

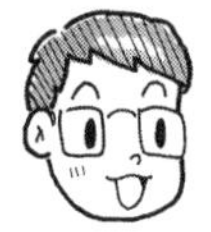

産業医は、助言や面談等の対応はできます。しかし、問題提起してくれる人がいなければ、産業医だけでは意外とできることが少ないのが実情です。
産業医は衛生管理者への助言、事業者への勧告権などは有していますが、実際は社内に中心人物がいないと、労働衛生の整備はできません。社内の窓口・推進担当がいるか否かで、労働衛生の整備は大きく変わります。その責務を果たしてもらえれば、会社はもっと良くなりますよ。

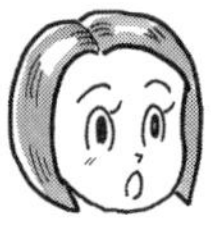

肝に銘じます。ところで、衛生管理者以外に社内で衛生関係を担当する人は「安全管理者」などが該当するようですが（図②）、弊社は安全管理者の設置義務はないので、私が衛生管理者としていればいいですよね？

（図①）

〈衛生管理者〉

事業場の規模 （常時使用する労働者数）	衛生管理者の数
50人〜200人	1人以上
201人〜500人	2人以上
501人〜1,000人	3人以上
1,001人〜2,000人	4人以上
2,001人〜3,000人	5人以上
3,001人以上	6人以上

〈衛生管理者　設置に関わる業種区分〉

事業場の業種によって、第1種衛生管理者、第2種衛生管理者に区分されます。
第1種衛生管理者は全業種で対応可能ですが、第2種衛生管理者では対応できない業種があります。

業種区分				50人以上の事業場
農林水産業	鉱業	建設業	電気業	第1種衛生管理者
ガス業	水道業	熱供給業	運送業	
自動車整備業	機械修理業	医療業	清掃業	
製造業（物の加工業を含む）				
上記以外の業種				第1種衛生管理者 第2種衛生管理者

労災、健康問題防止に重要な任務があるのです

はい。ちなみに衛生管理者の資格は試験がありますが、安全管理者は所定の研修を修了すればよいので、取得しやすいですよ。

このような役割の方が中心となって、社内体制を構築していかれるのです。軽視されがちですが、労災、健康問題を防止するため非常に重要な役割ですので、正しいご理解をお願いします。

衛生管理者は複数選任も可。多くの社員に実務経験を

ちなみに、50人未満の企業では設置しなくていいんですか？

試験がないならやりまーす

いいえ、業種でそれぞれ「**推進者**」の設置が必要です。従業員数が50人未満と仮定すると、「**衛生推進者**」の設置が必要です。いわば「衛生管理者の卵」です。ご存じのない企業が多いのですが、本来事業場に**10名以上在籍した時点で衛生推進者**、もしくは**安全衛生推進者**を設置しなければなりません。内容的には、衛生管理者の仕事と大差はありません。こちらも資格は必要ですが、1日もしくは2日間研修を受講すれば取得できますし、試験もありません。また、衛生管理者の受検資格のうち、労働衛生に関わる実務経験が1年以上（大卒の場合）必要というものがあります。**衛生推進者として実務経験を積む ➡ 事業場規模が50人を超える ➡ 衛生管理者の資格を正式に取得する**、というのが本来の流れです。

いずれも「〜人以上設置しなければならない」というように、最低人数が定められています。多く選任するのは構いませんので、なるべく多くの方に実務を経験していただくといいでしょう。

改めて申しますが、労働衛生で**一番重要なのは社内のご担当者**です。
どれだけ優秀な産業医を選任しても、社内の協力がなければ、物事がうまく進みません。
衛生管理者・安全管理者の方を中心に、**衛生管理体制を構築することが重要**なのです。

（図②）　〈安全管理者、衛生管理者と安全衛生推進者、衛生推進者〉
事業場の業種や規模によって、安全管理者、衛生管理者、安全衛生推進者、衛生推進者に区別されます。

業　種	従業員10人以上50人未満	従業員50人以上
A：林業、鉱業、建設業、運送業、清掃業、製造業（物の加工業を含む）、電気業、ガス業、熱供給業、水道業、通信業、各種商品卸売業、家具・建具・じゅう器等卸売業、各種商品小売業、家具・建具・じゅう器小売業、燃料小売業、旅館業、ゴルフ場業、自動車整備業、機械修理業	安全衛生推進者	安全管理者 衛生管理者
A以外の業種	衛生推進者	衛生管理者

今回のクイズ

● 労働衛生で一番重要な人物は
　（　　　　　　　）者です

● 衛生管理者の受検資格では
　労働衛生に関わる実務経験が
　（　　）年以上必要（大卒の場合）

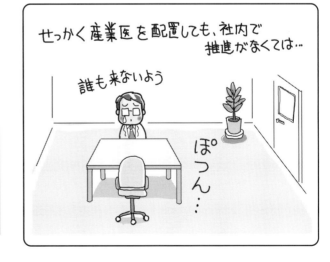
せっかく産業医を配置しても、社内で推進がなくては…
誰も来ないよう
ぽつん…

はみ出しメモ

衛生管理者は50年前は医師の仕事でしたが保健師へ拡大し、現在は事務職も国家試験で取得できる資格となりました。医療と法律の知識を持つ衛生管理者と安全管理者は、企業の健康配慮義務を支えるキーパーソンです。ラグビーでいえば安全管理者はスクラムを後方支援するナンバーエイト、衛生管理者は産業医へパスを出すスクラムハーフの役割です。

3-2 衛生管理者と安全管理者

3 産業医と保健師

Q そもそも「産業医」ってどういうお医者さんなんでしょうか？

人事課長

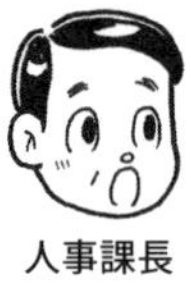

産業医は、事業場に来てくれるお医者さんだというのは分かっているのですが、じつはその内容をよく分かっていません。労働者の診察をしてくれるのですよね？

A 診察ではなく面談を行い、事業者に就業上の措置に関する意見や助言をします

産業医

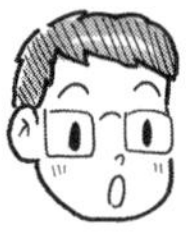

産業医は、**体調が優れない労働者に対して、会社がどんな保護をしたらよいか、アドバイスをする**のが仕事です。法的には1事業場に**50人以上の労働者**がいる場合に選任義務が発生します。

治療医は診断と治療をするのが仕事ですが、産業医は**就業上の措置に関する意見を述べる**のが主業務です。（図①）

そして、産業医が行うのは「診察」ではなく「**面談**」です。診断や治療ではなく、就業上の措置に関する意見を述べるのが産業医の仕事です。面談後、事業者に「**産業医意見書**」を発行します。これは、診断書でも処方箋でもありません。

この意見書を通じて、就業区分や労働者に対して、**必要な保護の方法を助言する**ことが産業医の主業務なのです。（図②）

（図①） 企業を支える専門家

法律	税金	労務	健康管理
弁護士	税理士	社労士	産業医

産業医の歴史

1911年	工場法公布
1938年	工場医の選任義務付け
1947年	労働基準法公布
1972年	労働安全衛生法公布
	産業医および労働衛生コンサルタントが法的に銘記
1990年	日本医師会認定産業医制度が発足
1992年	日本産業衛生学会専門医制度が発足

（図②）

	目的	行為	発行書類
主治医	治療	診療	診断書
産業医	労働者保護	面談	意見書

健康保険組合によっては無料で保健師の派遣も可能

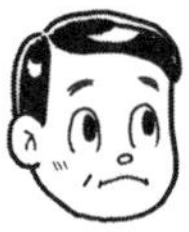

弊社は労働者10人の小さい会社ですから、産業医は不要ですよね？

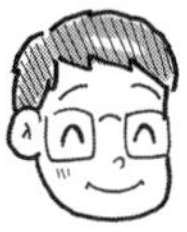

「**産業医の選任義務**」という意味では不要です。産業医の選任義務が発生するのは、**50人以上の事業場**です。しかし三大義務のうち、**健康診断後の措置や過重労働面談**は、事業場の規模にかかわらず義務づけられています。

厳密には、産業医でなくとも医師へ依頼ができていれば、それで法的要件は満たしていることになりますが、就業上の措置に対して最も詳しいのは産業医です。可能であれば、きちんと産業医にご依頼ください。

ところで、**保健師**にお会いになったことのある方はどのくらいいらっしゃるでしょうか？「保健所に勤めている」イメージを持つかもしれません。

保健師は、**看護師のさらに上級資格**で、**予防医学の専門家**です。看護師の仕事が病人の看護であることに対して、保健師の仕事は**未病の人の健康管理**です。最近は企業保健師がたくさん活躍されています。

そして、事業場は保健師と契約する法的な義務があります。労働安全衛生法（保健指導等）第六十六条の七に「努力義務」として記載されています。常勤雇用は難しいとしても、月に一度は保健師を派遣してもらい、保健指導をしてもらうのがよいと思います。

金額ですが、お金がかかる場合もあります。ですが、加入されている健康保険組合によっては、無料で派遣してくれることもありますので、一度相談されることをお勧めします。

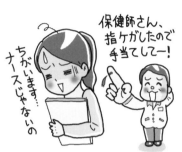

パートタイマー、派遣社員も「労働者」に含まれます

ところで、産業医の選任義務には「労働者が50人以上の事業場」とのことですが、派遣労働者やパートタイマーも含まれるのでしょうか？

「**常時使用**する労働者が50人以上」ということです。

極端な例ですが、「毎月1回、1時間勤務する者」はカウントされますが、「年に1回、30日間働く労働者」はカウントされません。

派遣社員については、社会保険や健康診断は派遣元に実施義務があるのですが、産業医の選任基準でいうと、派遣先の事業場の人数にカウントされます。これは、労働者派遣法第四十四条に根拠条文が載っております。

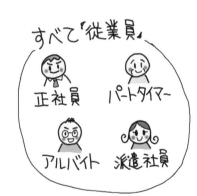

今回のクイズ

- 産業医が行うのは「診察」ではなく「（　　　）」です
- 正社員のほか、パートタイマーや派遣社員も事業場の（　　　　　）にカウントされます

はみ出しメモ

産業医と保健師の組み合わせは、臨床医と看護師の関係に似ています。産業医は意見書を書く裁判官的な仕事と、労働者に医学的助言をする弁護士的な仕事を同時に行います。ただこの両立は負担が大きいのです。そこで、保健師が産業医を補助しつつ医学的助言業務を一部分担。産業医の役割を補完し、労働者にも利益のある産業医面談が行えるのです。

4 安全衛生委員会

Q 安全衛生委員会の運営の仕方がよく分かりません…。

総務部長

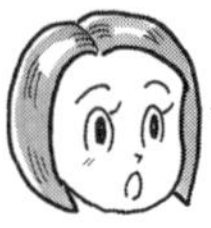

安全衛生委員会の運営を、毎月1回実施していますが、いまひとつ分からない部分があります。

A 自由な討議で、安全衛生問題の報告を行います

産業医

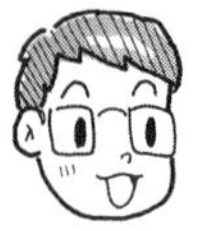

「月1回」の実施はいいですね。衛生委員会、安全委員会、それぞれ設置基準があります。**(図①)**
以下のような**議事録のフォーマット**はお持ちですね？**(図②)** では、衛生委員会の運営にあたり、議事録をベースにポイントを見ていきましょう。ちなみに議事録は**3年間保存**してください。
まず「**労使同数の原則**」が重要です。労働者と使用者の人数が同じでなければいけません。
「**労働者代表**」= 労働組合がある場合はその代表者、労働組合がない場合は36協定締結者、
「**事業者代表**」= 事業者が指名したもの　です。さらに「**議長**」が必要です。
議長には総務部長や工場長、支社長、人事部長など、その事業場の管理権限を持っている方が適切です。
安全衛生委員会の運営で気をつけるポイントとして重要なのは「**自由な討議**」が行われることです。

これは労働安全衛生法第十七条、十八条に記載されています。
委員会には「**労使半々で、(1) 安全衛生問題の報告、(2) 自由な討議を行う**」目的があることをご了承ください。
安全衛生委員会の人数は必ず奇数になるようお願いします。産業医を事業者側の人数に入れる場合、**最低人数が5名**です。
「**労使同数の原則**」に基づき、人数を増やすのは会社で自由に決定していただけます。

(図②) 衛生委員会 議事録フォーマット

（議事録フォーマット：第　回 衛生委員会 議事録／日時、場所、作成日／構成委員会：議長、事業者代表（衛生管理者）、労働者代表（産業医）／※事業者代表について、衛生管理者や産業医は氏名の後に（衛生管理者）や（産業医）と明記してください。／議題：①労働災害報告 ②長時間労働者報告 ③社内議題 ④労働衛生講話 ⑤その他／決定事項／産業医コメント／その他／■次回開催予定 日時、場所）

(図①)　**〈衛生委員会の設置基準〉**
業種を問わず常時50人以上の労働者が在籍
〈安全委員会の設置基準〉
業種により設置基準の人数が異なる

安全委員会	
従業員 50人以上	① 林業、鉱業、建設業、製造業の一部の業種（木材・木製品製造業、化学工業、鉄鋼業、金属製品製造業、輸送用機械器具製造業）、運送業の一部の業種（道路貨物運送業、港湾運送業）、自動車整備業、機械修理業、清掃業
従業員 100人以上	② 製造業のうち①以外の業種、運送業のうち①以外の業種、電気業、ガス業、熱供給業、水道業、通信業、各種商品卸売業・小売業、家具・建具・じゅう器等卸売業・小売業、燃料小売業、旅館業、ゴルフ場業

安全委員会および衛生委員会の両方を設けなければならない場合には、それぞれの委員会に替えて安全衛生委員会としての設置が可能です。

「バレなければ…」は危険！
企業は予防責任・結果責任を負っています

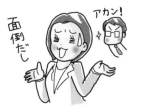

弊社の小さな支店では、従業員3名しか出席できないのが現状です。

それは**法律違反**であるということだけはご理解ください。労働安全衛生法は、予防医学的な法律です。労働災害を未然に予防するような体制を会社が整えているかが問われます。

それに対して、民法は結果責任を問われます。労働災害が発生した際、健康被害を損害賠償する義務が発生します。つまり、企業は**予防責任**と**結果責任**を二重に負うのです。

衛生委員会の体制を、法令に沿わない形で組み立てること自体、実務上問題が発生しないかもしれません。ただ、万一労働災害が発生した場合、企業の過失はより大きくなる可能性が高いのです。

安全衛生委員会を活性化させるコツ！

さて、衛生委員会を活性化させるポイントは2つあります。議長の役割が重要です。

1. 安全衛生問題の報告 ➡ **前日までに社内メールで情報共有を行い、出席者は解決策を考えておく**
2. 自由な討議 ➡ **労働者代表を中心に行う**

具体的には次の通りに進めましょう。

(1) 会議前に出席者が予習を終えている。
(2) 司会者はタイムマネジメントを主業務とする。
(3) **労働者代表**が問題解決策を**発表**する。
(4) **事業者代表**が問題解決策を**理解**する。
(5) **議長**が、**事業者**に問題点と解決策の報告を行う。

また、衛生委員会で産業医が独演会のように話す企業もありますが、これは望ましくありません。**衛生委員会の主体者は衛生管理者**であるべきです。産業医はあくまで、それを補完する役割です。衛生委員会で報告する必要があることは、①**労働災害**の報告 ②**過重労働**に関する情報提供 です。私も協力しますので、良い委員会にしていきましょう。

はみ出しメモ

理想の安全衛生委員会は、職場の安全と健康に関する労働者による改善案が活発に交わされる状態です。司会者が一方的に始終話していたり、産業医が独演会のように講話をしていることは望ましくありません。安全衛生委員会は、意思決定を行うトップダウンの取締役会議とは正反対で、現場の意見を経営層に伝えるボトムアップの会議なのです。

今回のクイズ

●安全衛生委員会は「（　　　　）同数」で実施するようにしましょう

●委員会の主体者は（　　　　　　）者であり、産業医は補完する立場です

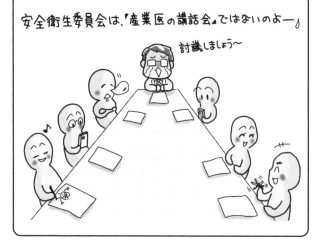

3-4 安全衛生委員会

みんなの衛生委員会　Chapter3　労働安全衛生法　　■実施日：　　／　　／

5　一般健康診断

人事課長

Q 健康診断と人間ドックの違いとは？

今さら聞くのも恥ずかしいのですが、健康診断と人間ドックの違いがよく分かりません。

A 健康診断は職場で倒れるリスクの予防、人間ドックは死に至る病を予防します

産業医

健康診断は**法令による義務**、人間ドックは**受診者の自由意志**で行います。
現在、健康診断は8,000円、人間ドックは約3万〜30万円で実施されています。
人間ドックの検査項目は、健康診断の法定項目（**図①**）を含んでいます。
健康診断は**循環器系**など、**職場で倒れるリスクを未然に予防**すること、
人間ドックは**悪性腫瘍**など、**死に至る病を未然に予防**することに
主眼が置かれています。
健康診断には「**一般健康診断**」と「**特殊健康診断**」があります。
一般健康診断は7種類あり、メインターゲットは**生活習慣病**と
循環器疾患です。がん検診は主目的ではありません。
ちなみに職業性のがんは、特殊健康診断のメインターゲットになります。

今は"便潜血"検査も行われていますね

がん検診を希望するなら、オプションをつけるか、人間ドックを！

なるほど、理解できました！

特定業務は、健康診断結果を採用可否の判断にも

ところで「**特定業務**」をご存じですか。これは、高気圧業務、電離放射線業務、特定化学物質を扱う業務
など13種類の、比較的有害性が高い業務です。6カ月に一度の実施が義務付けられています。
粉じん、エックス線などの業務に従事する労働者は、特殊健康診断を実施していれば、
特定業務従事者の一般健康診断は省略可能です。
また、雇入れ時健診は、雇用契約を締結した後、実際に勤務するまでの期間です。
雇用の判断に用いることはできません。
ちなみに雇用契約前に、労働者の健康状態を確認することは可能です。
応募者の、採用可否を判断するための資料として、業務に関連のある必要最低限の
健康診断結果を提出してもらってください。
対象者は、**1年以上の常時雇用する労働者**です。（**図②**）

時に耳にする「労災二次給付」について教えてください。

危険性の高い労働者は 無料で健康診断を受けられます

健康診断は、基本的に「労働安全衛生法（安衛法）」と「労働安全衛生規則（安衛則）」の守備範囲ですが、1947年制定の労災保険法に定められているものが1つあります。それが「労災保険二次健康診断」で、2001年に制度化されました。

一次とは、安衛法に定められた一般健康診断を指します。その結果、血圧、脂質、血糖値、腹囲（またはBMI）に異常があり、脳・循環器疾患を起こす危険性の高い労働者に対して、精密検査と保健指導を受ける権利を付与するというものです。無料で、労災保険から費用が支払われます。正式には「労働者災害補償保険法二次健康診断給付」です。労災保険が、二次的な健康診断を、労働者に対して現物給付する、という意味です。ただし**労働者自らが一般健康診断を受診した日から3カ月以内に請求する必要**があります。義務ではなく権利ですね。1999年に改正された安衛法で、自発的健康診断が制度化されました。

例えば深夜勤務は、生活リズムの乱れなど、労働者の負担は重くなります。その深夜勤務に従事する労働者に対し、健康に不安がある場合、自分の判断で健康診断を受診し、結果を会社に提出する権利を定めたものです。会社は、その提出された健康診断の結果を元に、事後措置等を講ずることが義務付けられているのです。

（図①）診断項目　（★）の項目は、医師の判断により省略可能

1	既往歴及び業務歴の調査
2	自覚症状及び他覚症状の有無の検査
3	身長（★）、体重、腹囲（★）、視力及び聴力の検査
4	胸部エックス線検査（★）及び喀痰検査（★）
5	血圧の測定
6	貧血検査（血色素量及び赤血球数）（★）
7	肝機能検査（GOT、GPT、γ-GTP）（★）
8	血中脂質検査(LDLコレステロール、HDLコレステロール、血清トリグリセライド)（★）
9	血糖検査（★）
10	尿検査（尿中の糖及び蛋白の有無の検査）
11	心電図検査（★）

出典：厚生労働省「定期健康診断等における診断項目の取扱い等について」

（図②）常時雇用する労働者の定義

「常時雇用する従業員」とは？

「常時雇用する従業員」とは、正社員、パート、アルバイトなどの名称にかかわらず、以下の①または②のいずれかに該当する従業員を指します。

① 期間の定めなく雇用されている者

② 過去1年以上の期間について引き続き雇用されている者または雇い入れ時から1年以上引き続き雇用されると見込まれる者（一定の期間を定めて雇用されている者または日々雇用される者であってその雇用契約期間が反復更新されて、事実上①と同等と認められる者）

出典：東京労働局雇用環境・均等部（次世代法担当）

今回のクイズ

健康診断は（　　　　　）など、職場で倒れるリスクを未然に予防すること、
人間ドックは（　　　　　）などの死に至る病を未然に予防することに主眼が置かれています

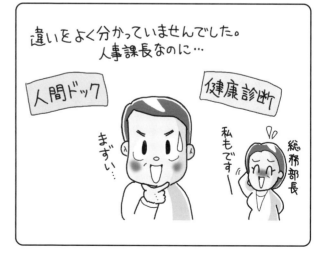

はみ出しメモ

健康診断は1947年、労働基準法の施行で制度化され、労働者の健康維持を目的に始まりました。著書やテレビ等で健康の重要性を訴えた日野原医師は、105歳まで現役でした。人間ドックは1954年、日野原重明医師が提唱し、予防医療の普及に貢献しました。当初、無症状者への採血やレントゲン検査に反発もありましたが、現在では健康管理に必要な制度です。

3-5　一般健康診断

6 特殊健康診断

Q 「特殊健康診断」を受ける対象者とは？

総務部長

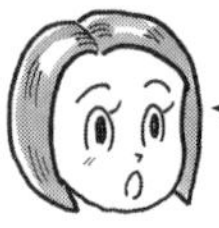

この度、工場の管理も担当します。特殊健康診断についてお尋ねします。

A 有害業務14種に従事する労働者が対象です

産業医

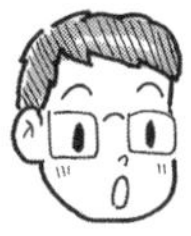

健康診断には、一般健康診断と特殊健康診断があります。前者は全職種の労働者が対象、後者は**有害業務に従事する労働者**が対象です。通称「**とっけん**」です。
有害業務には**化学物質を取り扱う有害業務**と、**物理的エネルギーを取り扱う有害業務**があります。（図①）

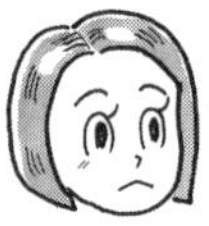

（図①）有害業務
2種類あり、化学物質を取り扱う有害業務と、物理的エネルギーを取り扱う有害業務があります。

①から順番に教えてください。

化学物質を取り扱う有害業務7種を解説します

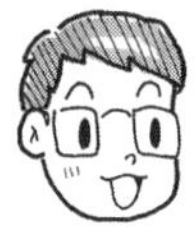

①の**鉱物粉じん**は、無機物の粉塵を吸い込むことです。かつては炭鉱、現在は建設現場です。健診項目は、じん肺健康診断です。

鉱物粉じんの中で最も重篤なのが②**石綿**、いわゆるアスベストです。耐火性が強く、物質構造が安定し安価なため、「奇跡の物質」と呼ばれ、建物の壁に使われました。ただ、人体に入ると分解されません。20〜40年かけて、肺がんや悪性中皮腫を引き起こすため「**静かな時限爆弾**」と呼ばれています。

③の**鉛中毒**は、バッテリー製造工場で勤務していた従業員が、腹痛で救急外来を受診した症例が記録されています。鉛則（なまりそく）には、鉛健康診断の実施が義務付けられています。

④**有機溶剤**の定義は「他の物質を溶かす性質のある有機化合物」です。有機溶剤は、塗料や接着剤が有名ですが、工業製品として製造販売されています。

化学物質
を取り扱う有害業務

① 鉱物粉じん
② 石綿
③ 鉛
④ 有機溶剤
⑤ 特定化学物質
⑥ 四アルキル鉛
⑦ 酸

物理的エネルギー
を取り扱う有害業務

⑧ エックス線
⑨ 圧力
⑩ ガンマ線
⑪ 光線
⑫ 温度
⑬ 騒音
⑭ 振動

有機溶剤の代表例がシンナーです。かつて、若者が乱用していましたね。
10代でシンナー中毒になると神経細胞が破壊され、20歳ごろには失明
するほどの神経毒です。

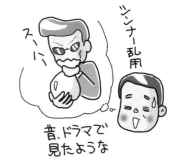

⑤ **特定化学物質**は、発がん性物質のことです。現在28種あります。
⑥ **四アルキル鉛**というガソリンのノッキングを防ぐ物質は猛毒で、
特殊健康診断の対象でした。2010年時点での対象者はわずか1人。
2020年には0人になりました。たった1人の労働者の健康を守るため
制度を残してきた、厚生労働省の配慮を感じます。
⑦ **酸**は、医師ではなく歯科医師が担当する特殊健康診断です。虫歯ではなく酸蝕症（さんしょくしょう）を診てもらいます。
塩酸や硫酸、硝酸などを扱う工場で、酸のガスやミストが歯に作用して表面が溶ける現象です。

こんなに種類があるとは…。

物理的エネルギーを取り扱う有害業務7種！

次は物理的エネルギーを取り扱う有害業務です。⑧ **エックス線**には、じつは発がん性があります。
医療の世界でエックス線は主に、診断用に使われます。レントゲン写真とCT（コンピュータ断層写真）ですね。
⑨ **圧力**とは気圧と水圧のことです。現在、日本近海のレアメタル関連で潜水業務が増えています。
⑩は **ガンマ線**です。医療の世界では、エックス線は診断用、ガンマ線はがんの治療に使われます。
発がん性のある放射線を、がんの治療に使うのですから、科学とは摩訶不思議です。
⑪の **光線**は、紫外線、赤外線、レーザーのことです。光とは電磁波ですから、エックス線やガンマ線と同
じで周波数が違うだけです。無害光線とは、パソコン画面などの機械から
発する光のことです。基本は無害ですが、曝露時間が長くなると有害にも
なり得ます。最近はスマートフォンなど、業務外でのVDT曝露が多く、
業務による視力低下か否かの判別が困難です。
⑫の **温度**は熱中症です。WBGT（暑さ指数）が28℃を超える職場を指します。
⑬の **騒音**は、85dBを超えると騒音職場になり、半年に一度の作業環境
測定と騒音の特殊健康診断が必要です。
⑭ **振動**は、チェンソーなどの振動器具を用いた林業での業務です。

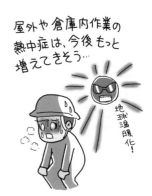

今回のクイズ

有害業務には2種類あります
- （　　　　　）物質を取り扱う有害業務
- （　　　　　）エネルギーを取り扱う有害業務

3-6 特殊健康診断

7 健康診断と実施後の措置

Q 勤務中の突然死…予測ってできますか？

人事課長

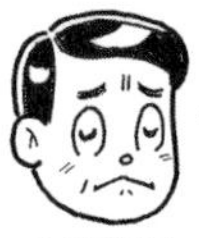

勤務中に従業員が突然亡くなってしまったという話を聞いたことがあります。これは予測できるものでしょうか？

A 健康診断結果の4項目がチェックポイント！

産業医

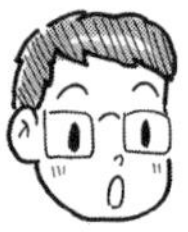

まずその前に健康診断の結果で、産業医がどんな点を見るのか説明します。病気の予防は重要ですが、中でも**勤務中に突然倒れる人を未然に予想し、発症を予防できる**ものを中心に見ます。特に**血管病**です。動脈硬化で血管が詰まったり破裂したりする病気です。脳なら**脳卒中**、心臓なら**心筋梗塞**です。脳卒中には3種類あります。脳の血管が破れる「**脳出血**」、脳の血管が詰まる「**脳梗塞**」、脳の血管にできた動脈瘤が破れてくも膜下に出血する「**くも膜下出血**」です。

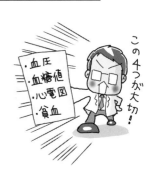

そこで健康診断の結果では「**血圧**」「**血糖値**」「**心電図**」「**貧血**」の4項目をチェックポイントとしています。高血圧は血圧の上昇で、血管に負荷がかかり裂けることがリスクになります。**血圧150mmHg以上**が産業医面談の対象です。

血糖値の異常は、血栓ができる元になります。血糖値異常は**空腹時血糖値150mg/dl以上**が該当します。血管内の血の塊が別の場所に飛ぶ**塞栓**も、血管の詰まりとなります。

心電図は、心臓の動きを見た結果です。ここに異常がある方は要チェック。心電図では、心臓のリズムが取れているかの**不整脈**を見ます。貧血は、女性の場合婦人科系の疾患を有している可能性があります。

健康診断の結果次第で、生活改善・受診と治療へつなげる

しかし、結果が悪くても受診しない従業員が…。

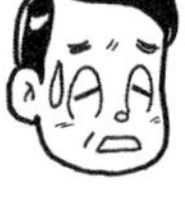

産業医から**就業区分判定や受診勧奨はしますが、対象者が受診しなければ意味をなしません**。受診指示を受け入れた方々は、速やかに受診してもらうよう案内してください。改めて事後措置の実務フローと、産業医が記載すべき内容を確認しましょう。**(図①)** 産業医が示す判定を見て、会社から該当の従業員に案内をしてください。

健康診断で大事なのは行動変容です。生活改善や医療機関への受診に至らないと、健康にはつながらないのです。

（図①）健康診断後の措置　実務フロー

| 1) 抽出（DEF判定）※ |
| 2) 産業医面談 |
| 3) 判定（就業区分・指導区分） |
| 4) 判定内容の記入
（全ての受診者の健康診断個人記録に） |

※D判定…要精密検査　E判定…要治療(要医療)　F判定…治療中

就業区分と指導区分

	就業区分		指導区分
A	通常勤務	X	現状維持
B	就業制限	Y	保健指導
C	自宅療養	Z	医療受診

就業制限をかけて、本人の自助努力を促そう

どうすれば、行動変容につながりますか？

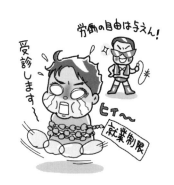

「**就業制限**」をかける方法が有効です。「健康診断の結果が悪い」という事象には3つの類型があります。**(図②)** この3つは、就業制限や配置転換を考慮しないといけないのですが、類型3で就業制限をかけることに特に意味があります。残業が多く、クリニックや病院に受診する時間がないという労働者に就業制限をかけることで、受診する時間が確保できます。

例えば「血糖値が高いため、時間外労働は月に20時間以内」という就業制限をかければ、労働者はある意味不便な状態に置かれます。そこで積極的に治療し数値が改善すれば、就業制限は解除可能になります。このように本人の自助努力を促すのです。就業制限には「**受診と生活改善**」という2つの行動変容を促し、健康増進につなげられるのです。

会社は、健康診断の結果を預かっている以上、従業員の健康問題を「知らなかった」ではすまされません。全ての個人結果に就業上の措置が記載されて、初めて「定期健康診断」が完了することを覚えておいてください。

(図②) 就業措置の類型化

類型1	就業が持病の**疾病経過**に悪影響を与える恐れ （例）心不全や貧血を持つ労働者の重筋作業
類型2	健康状態が原因で**事故**につながる恐れ 例）一過性意識障害をきたす恐れのある就業者の危険業務禁止（運転業務や危険作業場など）
類型3	勤務実態が適切な受診行動や生活習慣確保を妨げる理由となっており、就業制限をかけることによって、適切な受診行動および**自己健康管理**を促す必要がある （例）高血圧を放置している労働者に対して、運転作業の禁止や、残業禁止⇒受診行動を促す （例）糖尿病のコントロール不良者に対して、残業制限をかけ、規則正しい生活習慣の確保を促す

出典：健康診査等専門委員会「職域における一般健康診断の位置と活用」

今回のクイズ

● 健康診断では「（　　　）」「血糖値」「心電図」「貧血」の結果を特に重視します

●（　　　　　）をかけることで、従業員の受診と生活改善を促します

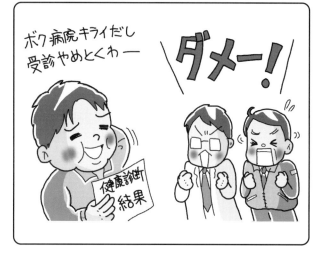

はみ出しメモ

労働安全衛生法に健康診断実施後の措置の義務が追加されたのは1996年の法改正の時で、1947年の健康診断義務化から約50年後でした。それまでの「やりっぱなし健診」では、重症の高血圧や糖尿病が指摘されても「受診してください」で終わり、過重労働と相まって脳卒中を引き起こす例が多発していました。安衛法の条文は、まさに労働者の墓石なのです。

8 受診拒否

Q 産業医面談後、受診を拒む従業員がいますがどうすれば…？

総務部長

60歳男性の営業担当の従業員が、健康診断で、心電図異常（心室二段脈）を指摘されました。産業医面談後、病院の受診を拒否して困っています。

A 就業規則に記載があれば、業務命令違反になります

産業医

質問の詳細を整理してみます。まず、この従業員に保健師面談を実施しました。

本人いわく「健康診断後、医療機関は未受診。健診機関より、心電図検査の精密検査については指摘がなかったので驚いている。健康のために取り組んでいることは、歩くこと。通勤以外で、自宅の周りを毎日1時間程度歩くようにしている。飲酒は、缶ビールを1週間に1本（350ml）で、喫煙はなし。食事は、家族が塩分、糖分を控え、バランスも考えて準備してくれている」とのことでした。

では、ここで当該従業員に、産業医面談を実施しましょう。

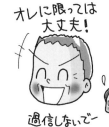

～産業医面談実施～

産業医面談はどのような結果でしたか？

まれに重大な疾患が隠れていることも。精密検査を推奨

おそらく大きな問題はないと思いますが、年齢的な点も考慮して、一度循環器内科を受診して精密検査を受けられることをお勧めしました。紹介状も発行しました。
ただ、本人は受診する意思はないようです。定期健康診断の心電図異常は、軽症の可能性が高いのですが、まれに重大な心疾患が隠されていることがあります。
受診をして精密検査を受けた方がよさそうですが、本人は受診を嫌がっています。

そうですか…。この場合、例えば「1カ月後までに治療を受け、紹介状に提示した主治医の診断書が提出されない場合は、休業指示の可能性もある」と言及できるでしょうか？
また、指示を最終的に拒否した社員に、産業医の意見として「要休業」という意見書を発出いただくことは可能でしょうか？

産業医から「可能性」は言及できるが「要休業」意見書は出せず

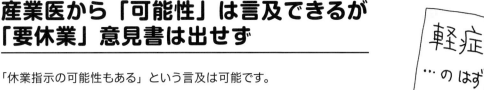

「休業指示の可能性もある」という言及は可能です。
ですが、産業医として**「要休業」の意見書は出せません**。
理由としては、それほどの重大な異常ではないからです。
ただ、「心室二段脈」はほとんどが問題のないものですが、一部は重大な疾患が隠されている場合があります。
この従業員は60歳ですので、年齢からもそれを除外診断する必要があります。

ところで、就業規則には**「事業者が指示した場合は受診するものとする」**というように、
受診に関する記載はありますか？
それがあれば、もし事業者が再三受診指示を行ったにもかかわらず、その受診指示に従わない場合、
労働安全衛生法の健康保持義務違反と、**就業規則の業務命令違反**になりますので、
会社の方で適切な処分をしてください。**（法文①）**

 承知しました。

（法文①）

労働安全衛生法

（保健指導等）
第六十六条の七　事業者は、第六十六条第一項の規定による健康診断若しくは当該健康診断に係る同条第五項ただし書の規定による健康診断又は第六十六条の二の規定による健康診断の結果、特に健康の保持に努める必要があると認める労働者に対し、医師又は保健師による保健指導を行うように努めなければならない。

2　労働者は、前条の規定により通知された健康診断の結果及び前項の規定による保健指導を利用して、その健康の保持に努めるものとする。

今回のクイズ

従業員が受診指示に従わない場合、
就業規則に記載があれば、
労働安全衛生法の
（　　　　　）義務違反と、
就業規則の（　　　　　）違反になります

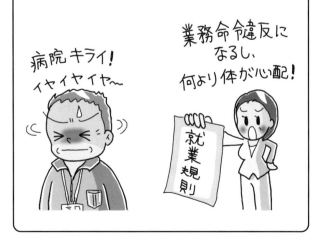

はみ出しメモ

以前「受診してというけど、その費用は誰が出すの？金がないから受診できない」という方がいました。産業医が必要と判断した場合、労働安全衛生法により受診は義務です。受診せずに病気を悪化させると、本人や家族がさらに経済的に困る可能性が高まります。その説明でも同意いただけない場合は、業務命令として受診をしてもらうことになります。

9 過重労働面談

Q 長時間労働について教えてください。

人事課長

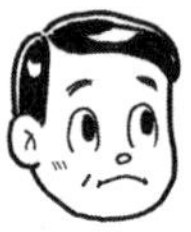

近年「働き方改革」や「ワーク・ライフ・バランス」が重視され、長時間労働を改善する企業が増えています。改めて長時間労働について教えてください。

A 長時間労働は健康面に悪影響。対象者には過重労働面談を

産業医

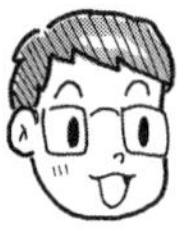

まず(図①)で企業の業務を確認してから、労働安全衛生法第六十六条の八の「**過重労働面談**」の説明をしましょう。長時間労働には、法律的な話と医学的な話があります。密接に関わっていますが、今回は健康面の話を扱います。

健康的な身体を保つには、**動脈硬化のスピードを遅らせること**が重要です。
長時間労働は、**動脈硬化や他の生活習慣病を深刻化**させます。
労働で集中している時間は交感神経が興奮し、血圧上昇、血管に負担をかけます。
その2つが重なり健康面に多大な影響を与えるのです。

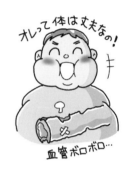

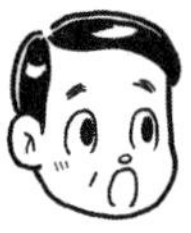

なるほど。一時は「**過労死**」という言葉をよく耳にしていました。自殺以外の理由に、何か関わりがありますか。

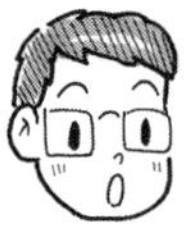

もちろん密接に関わっています。朝、夫が目を覚まさないので奥さんが起こしに行くと、すでに亡くなっていたという話を聞いたことがあると思いますが、あれは血管・心臓に問題が発生しているのです。
ちなみに、いくら好きで仕事をしていても、長時間労働自体が血管に負担をかけているので、健康寿命は削られています。**生活習慣病の予防と長時間労働の抑制は、健康的に生きる上で重要なポイント**です。
「自分は好きで仕事をして、ストレスもないから大丈夫」といっても、突然死のリスクがあるのでご注意を。

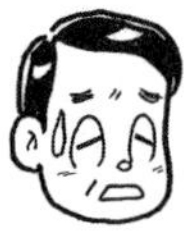

私も以前はご指摘どおりの生活でした！無知は怖い…。

(図①) 労働安全衛生法第六十六条で定められた企業の3大健康配慮義務

	定期健康診断 (と事後措置)	過重労働 面談	ストレス チェック
制度開始	1947年	2006年	2015年
法条文	第六十六条の一	第六十六条の八	第六十六条の十
事業者	義務	義務	義務
労働者	義務	義務	権利

暴飲暴食＋長時間労働で体がボロボロに！

だからこそ、**医学的な視点が必要**です。動脈硬化の危険因子は「高血圧」「糖尿病」「脂質異常症」ですが、「朝はコンビニでたばことコーヒー、昼はラーメン、夜はトンカツ」といった生活をしている方も多いのでは。さらに長時間労働も加われば、体の中はボロボロになっていきます。

ほか、うつ病や自殺など精神面へのダメージも出てきます。今、長時間労働に心を病んだ若い方が、自ら命を絶つケースも起きています。我々は、同じことが二度と起きないよう「人のふり見て我がふり直せ」の気持ちで、残業対策を行わねばなりません。

厚労省作成のチェックリストの活用も

肝に銘じます。ところで、過重労働面談の対象者はどう選べばよいのでしょうか？

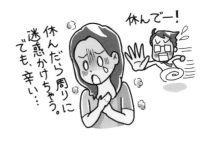

過重労働面談の対象者は、
A：**時間外に80時間以上**　かつ
B：**疲労蓄積を認める者**　です。

「疲労蓄積を認める者」は、さまざまな抽出方法がありますが、厚生労働省が作成しホームページに掲載している「**労働者の疲労蓄積度自己診断チェックリスト**」を利用してはどうでしょうか。

そして毎月の衛生委員会で、長時間労働の報告をお願いします。事業者は労働衛生コンサルタントに、長時間労働している労働者の実態の報告が義務付けられています。**（法文①）**

対象者は、**時間外・休日労働が月に80時間以上**です。これらも労働安全衛生規則で定められています。

（法文①）

労働安全衛生法

（産業医等）
第十三条
4　産業医を選任した事業者は、産業医に対し、厚生労働省令で定めるところにより、労働者の労働時間に関する情報その他の産業医が労働者の健康管理等を適切に行うために必要な情報として厚生労働省令で定めるものを提供しなければならない。

過重労働面談は長時間労働で、疲労が蓄積し健康障害発症のリスクが高まった労働者の健康状況を把握します。そして本人に指導を行い、その結果を踏まえた措置を講じるとても重要な対策なのです。

今回のクイズ
- 長時間労働は、（　　　　）や他の（　　　　　　）を深刻化させます
- 過重労働面談の対象者は時間外に（　　）時間以上 かつ 疲労蓄積を認める者とされます

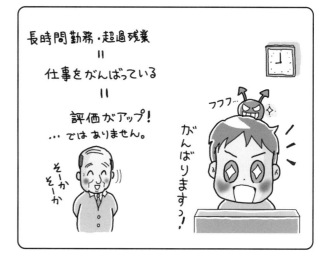

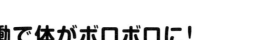

過労死は「karoshi」として英語辞書に載り、不名誉な国際語となっています。ドイツでは過度な残業をさせた上司個人に罰金刑を科す制度があり、日本では2006年に過重労働面談を導入、長時間労働者への医師による面談指導が義務化され、過労死予防に一定の効果を上げています。ハード路線とソフト路線の徹底された労働者保護の国民性が出ますね。

みんなの衛生委員会　Chapter3 労働安全衛生法　　■実施日：　　／　　／

10 ストレスチェック

Q 「ストレス」ってどうやってチェックするのでしょう？

総務部長

最近は大企業の多くで「ストレスチェック」を従業員に実施していると聞きました。中小企業である弊社でも導入していますが、勉強不足ですので今一度教えてください。

A 「ストレスチェック」で休業へのリスクを回避しましょう

産業医

まず、ストレスチェックの「実施者」は、どなたになるかご存じですか？
総務部長や人事課長かと思えますが、じつは違います。
実施者になれるのは「**医師または保健師**」です。
さて、ストレスチェックのポイントは「**サンドイッチにすること**」です。
衛生委員会と、医師による面接指導でストレスチェックをサンドイッチしてください。「**衛生委員会／ストレスチェック／面接指導**」という具合です。
ちなみに実施者は、医師であれば法的には問題ないのですが、厚生労働省では「**産業医が実施することが望ましい**」としています。
ストレスチェックの制度担当者や実施実務従事者は、社内で選任することができます。（**図①**）（**図②**）

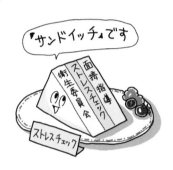
「サンドイッチ」です

ストレスチェックは紙とWEBで受検可能

ストレスチェックで、実際どのようなリスクや改善が必要か教えてください。

ストレスチェックは個人のストレスへの気づき、集団分析では職場環境の改善などで重要になります。
日本産業ストレス学会に参加した際の話によると「ストレスチェックで**高ストレス者判定**を受けた方は、**約半年後に最も休業しやすい**」そうです。そのため「**半年までの間に**」面談を行うなどの対策が必要です。
特に、**20代女性の高ストレス者数**が比較的多いことが分かっています。
ストレスチェックは紙とWEBで受検できますが、WEB受検にはコスト削減、無効回答の減少、
データ分析や職場解析がすぐできるメリットはありますね。
ただ、家にパソコンがなく、会社のパソコンの数も限られており、なかなか受検できないことや、
操作方法が分からない、次回受検する際にパスワードを忘れてしまうといったデメリットもあります。
そのような場合の対策として、パソコンの貸与、操作方法が分からない場合にはスタッフを派遣し、
操作方法の説明を行う、パスワードは管理者側でパスワードを割り振り、その対象者に、
次の受験の際に通知をする対応がよいでしょう。

コミュニケーションとフォローでストレスは抑制できる

分かりました。ところで、残業時間とストレスチェックの結果における相関関係はありますか？

ストレスチェックでは、①**疲労** ②**不安** ③**イライラ** ④**抑うつ感** ⑤**身体愁訴** ⑥**活気** の6項目で心身の反応を調べます。

残業時間が10時間増えるごとに「心身の反応」の得点平均が有意に高く出てきます。「残業時間が多いことが、ストレスによる心身の反応を強める」ことが示されています。そして、残業時間の増加に伴い、高ストレス者は増えます。月の残業時間が**51時間以上**になると**23.5%**にまで上る結果が出ています。

ちなみに、昇進によるストレスの変動ですが、所属変更は行わない昇進や職位変更によるストレスについて調べたところ、「昇進、職位の変更」でのストレスは低かったという報告もあります。

上司と日常のコミュニケーションがとれ、業務上のフォローが行き届いている場合は、昇進による影響はほとんどなかったようです。

つまり、上司や同僚とのコミュニケーションが大切なんですね。

従業員が昇進したことで業務量が過大になっていないか、特に部下を持つ、あるいは部下が増えたことで、指導者としてのフォロー業務が増えていないかを定期的に確認することは重要です。

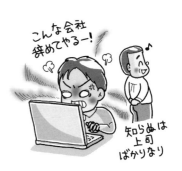

(図①)

役割	選任可能(またはすべき)な対象者
ストレスチェック制度担当者	社内の衛生管理者の方、総務部長など
ストレスチェック実施者	医師、保健師など (ただし、事業場の産業医を実施代表者、もしくは共同実施者とすることが望ましい)
ストレスチェック実施事務従事者	人事権を持たない社内および社外の事務員
ストレスチェック実施後の面接指導担当医	医師 (産業医が望ましい。また、事業場の産業医がより望ましい)

(図②)

人事権あり	社長(事業者)、役員、人事部長など ▼ ストレスチェックの「実施の事務」に**従事不可**
人事権なし	人事課の職員、その他の部署の職員 ▼ ストレスチェックの「実施の事務」に**従事可能**

今回のクイズ

● ストレスチェックのポイントは
「（　　　　　　）にすること」

● 高ストレス者判定を受けた方は
約（　　）後に
最も休業しやすくなります

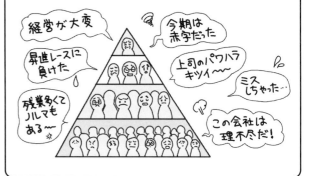

昇進しても、ストレスはずっと続く…
職場でのコミュニケーションとフォローが大切

はみ出しメモ

「ストレスチェック」という制度は、旧民主党政権下で長妻厚生労働大臣が発案して、自民党政権下の2015年に労働安全衛生法で義務化されました。発案当初は、50人以上の事業場が対象だったのが、2024年には49人未満の全事業場にまで拡大することが決まり、半永久的に日本社会に定着する制度になると思われます。発案者と立法者が政敵という複雑な生い立ちでしたが。

11 労働者の健康保持義務

Q 健康を保つのも、労働者の義務なのですか？

人事課長

「労働者の健康保持義務」というタイトルですが、「健康」というパーソナルなことも、会社の労働者である以上、義務として健康を保持しないといけないのですか？

A 「健康保持」は 労働者が守るべき義務です

産業医

じつは労働者にも**「健康保持義務」**というのがあるのです。労働安全衛生法が、百二十三条もあるということは以前紹介しましたが、法律のほとんどの主語が「事業者」になります。逆に言えば、**「労働者」が主語**となるのはわずか4つです。その中に**「労働者の健康保持義務」**の根拠条文があるのです。
（法文①）

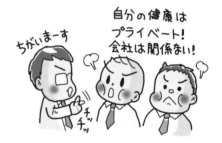

（法文①）

労働安全衛生法（健康診断）第六十六条 第5項

労働者は、前各項の規定により事業者が行なう健康診断を受けなければならない。ただし、事業者の指定した医師又は歯科医師が行なう健康診断を受けることを希望しない場合において、他の医師又は歯科医師の行なうこれらの規定による健康診断に相当する健康診断を受け、その結果を証明する書面を事業者に提出したときは、この限りでない。

労働安全衛生法（保健指導等）第六十六条の七 第2項

労働者は、前条の規定により通知された健康診断の結果及び前項の規定による保健指導を利用して、その健康の保持に努めるものとする。

労働安全衛生法（面接指導等）第六十六条の八 第2項

労働者は、前項の規定により事業者が行う面接指導を受けなければならない。ただし、事業者の指定した医師が行う面接指導を受けることを希望しない場合において、他の医師の行う同項の規定による面接指導に相当する面接指導を受け、その結果を証明する書面を事業者に提出したときは、この限りでない。

労働安全衛生法（面接指導等）第六十九条 第2項

労働者は、前項の事業者が講ずる措置を利用して、その健康の保持増進に努めるものとする。

企業も労働者もお互いに義務を守りましょう

難しい用語が並んでいますが、どれが根拠条文でしょうか？

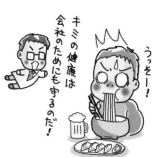

このうち**第六十六条の七 第2項**と、**第六十九条 第2項**が根拠条文です。
意外と知られていませんが、企業側は**「安全配慮義務・健康配慮義務」**、
労働者側は**「健康保持義務」**を負っています。誠実労働義務なども一つの
例ですね。
会社を運営されていると、どうしても権利主張に悩まされると思いますが、
企業がきちんと義務を果たしているならば、企業側も労働者に対し義務を
守るよう要請すべきです。

産業医は中立。企業にも従業員にも偏りません

そう言われると、社内の整備を進めることで、先生が前に言っていた
生産性の向上につながるイメージが湧いてきました。

それはよかったです！産業医は従業員の味方と思われがちですが、あくまで**中立**です。
義務を守っていない場合は、企業にも従業員にも厳しくします。

企業だけが義務を負っているのではなく、労働者も「健康な労働力を
決められた時間と場所の中で事業者に提供する義務」を負っています。
お互いの義務を正しく認識することが重要なのです。

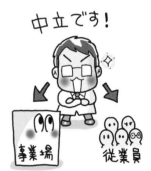

今回のクイズ

企業側は
「安全配慮義務・健康（　　　）義務」

労働者側は
「健康（　　　）義務」を負っています

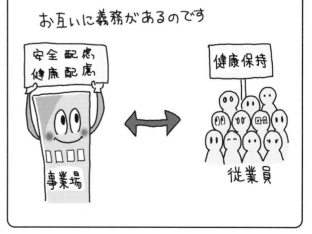

はみ出しメモ

労働者の健康保持義務は自己保健義務とも呼ばれ、労働安全衛生法に規定されています。「ワシの体やから会社からとやかく言われる筋合いはない！」というような方もいましたが、健康診断を受け、その結果に基づいて医師や保健師が推奨した生活改善や、医療機関に受診するという内容です。会社や国がここまで健康に配慮してくれる国は希少です。

12 労働安全衛生法の関連法令

Q 労働に関する法律はどのくらいありますか？

総務部長

「法令」と「法規」って似ているような気がしますが、同じなのでしょうか？
そもそも、労働に関連する法律は、いったいどのくらいあるのでしょうか？

A 「知らなかった」では、すまされない関連する法律を確認しましょう

産業医

いい質問ですね。**「法令」と「法規」は同じ意味**です。**「法律」と「規則」**を指します。
国会で制定された、日本国内の自然人と法人の権利と義務の体系が**「法律」**です。
「規則」とは、「命令」と同義語で、法律に基づいて、**各省庁が大臣名で出したもの**です。
法律は**概略**を定めたもので、それを細かく補足するものが規則（＝命令）です。**労働安全衛生法**という法律を補うのが、**労働安全衛生規則**です。これは**厚生労働省令**です。他にもこれだけあります。（**図①**）

すごい数！会社としても、ある程度知識がないと、誰に相談したらいいかも分かりません。

分からないことが出てきたときは「規則」をチェック

業種業態によって、該当する法規は違っていますし、専門家も異なります。
もちろん、会社だけでは対応できないので、専門家がいるわけですが。

その通りですが、だからといって、
まったく無知でよいわけではないと心底思いました。

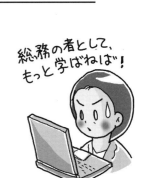

素晴らしい視点ですね。我々専門家も、会社のことをよく分かっていくために
いろいろと聞いておくのですが、会社側がそのような意識でいてくださると、すごく助かります。

今後は先生がお話しされる内容が、どの法規についてかを意識しながら聞いてみます。

それが良いですね。あと、分からないことが出てきたときは、規則に明記されていることが多いです。
パソコンの光量の基準なども労働安全衛生法ではなく、**事務所衛生基準規則**の方に書かれています。

「総論は法、各論は規則」

法律と規則、何か見分け方のようなものはありますか？

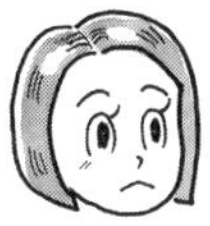

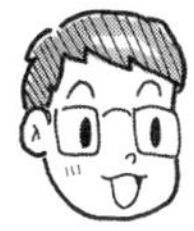

基本的には**「総論は法、各論は規則」**と認識していただくのが分かりやすいと思います。分からないことがありましたら、いつでもご質問、ご相談ください。基本的な構造とその成立背景については、衛生委員会で少しずつ説明していきますね。

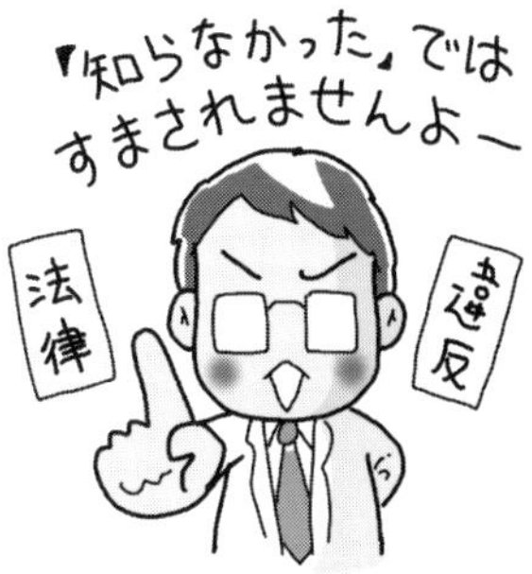

専門家も、聞かれていないことに答えることはできません。企業側としても、ある程度の法律知識があった方が、その時々に応じて適切な専門家に相談が可能となります。
「知らないうちに法律違反をしていた」というようなことにならないようご注意ください。

（図①）労働に関する法令の一覧

- 育児休業、介護休業等育児又は家族介護を行う労働者の福祉に関する法律
- 介護労働者の雇用管理の改善等に関する法律
- 会社分割に伴う労働契約の承継等に関する法律
- 家内労働法
- 行政執行法人の労働関係に関する法律
- 金融機関等の組織再編成の促進に関する特別措置法
- 勤労者財産形成促進法
- 建設労働者の雇用の改善等に関する法律
- 公益通報者保護法
- 高年齢者等の雇用の安定等に関する法律
- 港湾労働法
- こどもの国協会の解散及び事業の承継に関する法律
- 個別労働関係紛争の解決の促進に関する法律
- 雇用の分野における男女の均等な機会及び待遇の確保等に関する法律
- 雇用対策法
- 雇用保険法
- 最低賃金法
- 作業環境測定法
- 児童虐待の防止等に関する法律
- 児童手当法
- 児童扶養手当法
- 社会保険労務士法
- 障害者の雇用の促進等に関する法律
- 職業安定法
- 職業能力開発促進法
- じん肺法
- 青少年の雇用の促進等に関する法律
- 船員法

…etc.

今回のクイズ

法律は（　　　　）で制定され、
規則は（　　　　）が大臣名で
出したものです

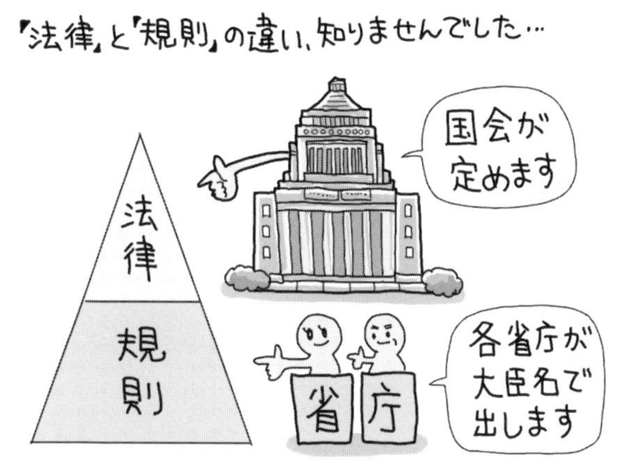

はみ出しメモ

日本には約1万の島々がありますが、ほぼ同数で法律も約1万件あるそうです。労働者の健康を守る法令には、労働安全衛生法、労働基準法、労働契約法、労災保険法、じん肺法など約10件があります。いずれも過去に起きた労働災害の再発を予防するための条文からなっています。「労働法の条文は労働者の墓石である」とはそのような意味なのです。

Column

喉元過ぎれば…

今、小学6年生の社会科では、まず4月に日本国憲法の3つの柱（人権尊重、国民主権、平和主義）から授業が始まり、その後、縄文時代の歴史に入り、弥生 → 古墳 → 飛鳥 → 奈良 → 平安 → 鎌倉 → 室町 → 江戸時代を経て、日清戦争 → 日露戦争 → 第1次世界大戦 → 日中戦争 → 日米戦争、そして平和な時代という流れで学ぶようです。

法律から入り、その次に歴史を説明するというのは、とても理にかなっている方法だと思います。1946年に制定され、翌年に交付された日本国憲法の9条には戦争放棄が書かれており、現在2025年では、その条文を改正しようという社会的な動きが強くあります。「日本に敵対的な国からの攻撃を、現在の平和憲法では防げない」というのがその改正理由のようです。

「喉元過ぎれば熱さを忘れる」というのは人間の性で、1950年時点では、憲法9条を改正するというのは、ほとんどの日本人には想像もつかなかったことでしょう。約200万人の日本人が戦争に動員されて死亡し、誰もが「もう戦争は嫌だ」という感情を持っていた時代は遠く彼方に行き、戦争を経験した人は、80代以上になってしまいました。

さて、「労働安全衛生法」は1972年制定の123条からなる法律で、労働災害を予防するために企業が守るべき義務が列挙されています。

第1条　この法律は、労働基準法（昭和22年法律第49号）と相まって、労働災害の防止のための危害防止基準の確立、責任体制の明確化及び自主的活動の促進の措置を講ずる等その防止に関する総合的計画的な対策を推進することにより職場における労働者の安全と健康を確保するとともに、快適な職場環境の形成を促進することを目的とする。

多くの労働者が、工事現場で、オフィスで、怪我をしたり、心を病んだりして、命を落としてきました。
この条文の裏にあるその歴史を推察しながら条文を読んでいくと、二次元ではなく三次元の世界が広がっています。

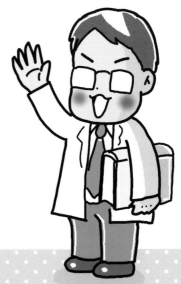

Chapter 4 労働災害の予防

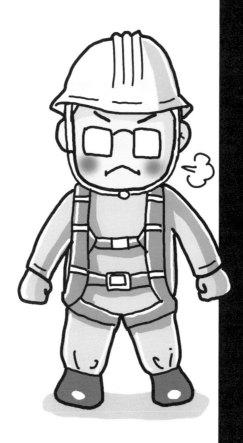

1　VDT症候群
2　化学物質過敏症
3　血管迷走神経反射
4　救急箱
5　ハラスメント
6　プレゼンティーイズム
7　割れ窓理論と5S
8　職場巡視
9　墜落災害
10　感染症法

みんなの衛生委員会　Chapter 4　労働災害の予防　　　■実施日：　　／　　／

1 VDT症候群

Q 毎日パソコンやスマホを見ています。対策は必要ですか？

人事課長

毎日、通勤中や休憩時間、在宅時もスマートフォンをよく見ています。このごろ疲れ目を感じます。当社でも、1日7時間以上パソコン作業を行う従業員もいますが、何か対策をすべきでしょうか？

A 予防法を取り入れて 従業員の心身保護を

産業医

疲れ目は、**VDT症候群**かもしれませんね。VDT症候群（*Visual Display Terminals syndrome*）とは、パソコンなどの画面を使った長時間の作業により、目や身体や心に影響が出る病気です。
別名「IT眼症」「パソコン病」とも呼ばれています。
20世紀が「テレビの時代」であったとすれば、21世紀は「コンピューターの時代」で、いまやパソコンに触れない日がないというほど、多くの方の生活に浸透しています。
VDT症候群の症状は大きく分けて3つに分けられます。（**表①**）

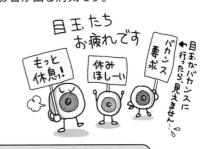

疲れ目以外に、心にも影響が出るのですね。どんな対策をすればいいでしょうか？

眼、骨格筋、精神・神経に症状が出ます！

以下がVDT症候群予防の三箇条です。職場で取り入れてみてください。
時代と共に新しい病気が生まれるので、新しい予防法を知り、
従業員の心身を守る必要があります。

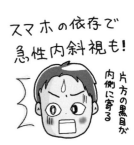

VDT症候群
予防三箇条

① 毎日、作業の前と後に、5分間の体操をする。
② 50分に一度は作業を中断して、5分間の休憩をとる。
③ 座位の姿勢から身体を解放し、1日50分 または 8000歩を目標に歩く。
※「作業」はパソコン、スマートフォン、タブレット等での作業を指します。

また、2002年に厚生労働省からの通達「VDT作業における労働衛生管理のためのガイドラインについて」が出され、**VDT作業健康診断**を受けることが推奨されました。
ちなみに、VDT作業健康診断は「**義務**」ではありません。「**推奨**」です。
労働安全衛生法では、一般健康診断と特殊健康診断の実施は罰則を伴った義務とされています。
それに対して、このVDT作業健康診断は「通達」ですから、義務ではありません。
ただ、公的な推奨が出ている以上、それを怠って健康被害が発生した場合には、
会社は民事責任を追及される可能性はあります。

さらに2019年に厚生労働省から、35年ぶりにVDT症候群に関する新しいガイドラインが出されました。変更点は以下の通りです。

- 「VDT作業」→「情報機器作業」という表現に変更
- 技術革新への対応として、タブレットやスマートフォンに関する事項などの技術的見直し
- 情報機器作業の多様化を踏まえた作業区分の見直し

なるほど。情報機器作業に係る健康診断（旧VDT作業健康診断）にはどんな健診項目がありますか？

最新のガイドラインを確認し、定期的な健康診断を

情報機器作業に係る健康診断は、業務歴、既往歴、自覚症状の調査に加え、眼に関する調査と首や肩、手指に関する検査などが含まれます。また、個人的にはもっとしっかりとした検査を、**眼科**で受けたほうがいいと思います。

情報機器作業に係る健康診断（旧VDT作業健康診断）は、情報機器作業の**配置前**と**その後1年以内ごとの定期の実施**が必要です。厚生労働省が通達している「情報機器作業における労働衛生管理のためのガイドライン」をご確認ください。

最新のガイドラインを今一度確認してみます。そして、私も一度眼科に行ってみます！

（表①）VDT症候群の症状

①	眼症状	目の乾き（ドライアイ）、目の痛み、充血、視力の低下、目のかすみ、物がぼやけて見えるなど
②	骨格筋症状	首や肩のこり、首・肩・腰の痛み、足・腰のだるさ、背中の痛み、手指のしびれなど
③	精神・神経症状	頭痛、めまい、イライラ、食欲不振、不安感、抑うつ状態、睡眠障害など

出典：日本医師会ホームページ「VDT症候群どんな症状が現れるのか？」を参考に一部修正

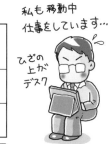

今回のクイズ

- VDT症候群には、①眼、②骨格筋、③（　　　）・（　　　）に症状が出ます
- （　　　）分に一度は作業を中断して、（　　　）分間の休憩をとりましょう

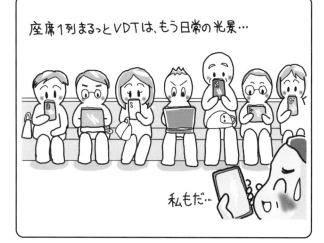

※はみ出しメモ：
「VDT症候群」という用語は、20年かけても日本社会に定着しませんでした。これはパソコン画面のことですが、逆に、スマートフォンはこの20年で日本社会に深く浸透し、今や電車内ではほぼ全員が「VDT」を凝視、肩や首を丸めた姿勢で過ごしています。「スマホ症候群」と呼称を変えれば、その認識が深まるかもしれません。目・首・肩・指の慢性病です。

みんなの衛生委員会　Chapter4 労働災害の予防　　　■実施日：　　／　　／

2 化学物質過敏症

Q 当社が配布した商品についた匂いに指摘が。どうすれば…？

総務部長

当社が配布した商品の包装紙について、困ったことが起きました。
取引先から「人工香料の甘い匂いがついていましたが、発送作業の社員が
マイクロカプセル入りの柔軟剤などを使っているのでしょうか？
私は普段から、柔軟剤等の化学物質で体調が悪くなります」と指摘されました。

A ## 嗅神経は脳に直結。心身へのインパクトが大！

産業医

匂い（化学物質）に敏感な方のご意見ですね。このような症状を「**化学物質過敏症**」といいます。
嗅神経というのはじつは、脳細胞そのものです。嗅神経は第1脳神経と呼ばれますが、
脳神経がそのまま鼻に伸びて、匂いの刺激は直接脳に伝わります。
つまり、匂いは脳へのインパクトが強いんです。
化学物質過敏症には、右表の症状があります。
症状は多岐にわたり個人差があります。（**表①**）

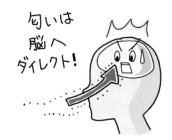
匂いは脳へダイレクト！

「化学物質過敏症」の発症の仕組みは？

たばこ、香料、柔軟剤、排ガス… 発症のメカニズムは不明

少量の物質にでも過敏に反応するため、アレルギー疾患のようですが、発症の仕組みは不明です。
身の回りの化学物質すべてが原因物質となりえます。（**表②**）
特に室内に関しては、近年建物の気密性向上で
自然換気の量が減っていることから、化学物質の
室内濃度が高くなりやすく、発症の要因の一つと
もいわれています。
対応としては、以下の4つが大切です。

① 症状を誘発する化学物質に近づかない
② 早期に離れる
③ 滞在する時間を短くする
④ 使用を控える

（表②）原因物質の一例

香料、洗剤 柔軟剤、芳香剤 シャンプー、化粧品 整髪料、制汗剤	建材や内装 （壁紙・床材・ 接着剤など）	農薬 除草剤 殺虫剤
たばこ 食品添加物	印刷物 油性ペン等の筆記用具類	自動車の 排ガス等

柔軟剤や整髪料などの合成香料（化学物質）で、不快感や頭痛、アレルギー症状などの健康被害を生じる
ことを「**香害**（こうがい）」といいます。また合成香料（化学物質）から「化学物質過敏症」が誘発されるとも言われます。

化学物質過敏症に対する特効薬はありません。

こまめな換気や掃除、症状が出る製品や物質は使わない、身近に置かない、といった対応が必要です。

また、周囲の人が使う柔軟剤の匂いや、隣のベランダから流れてくる柔軟剤の匂いでも発症します。

さらに事業場でも「他の労働者の匂いで頭痛が起きる」という労働者もいます。

職場としてはどのように対応し、従業員にどう伝えればいいのでしょうか？

全労働者が正しい知識を持てるよう、事業場で周知を

まず、**全労働者が正しい知識を持つことが必要**です。

柔軟剤や整髪料の使用者は、悪気があるわけではありません。

① **柔軟剤や整髪料を含むあらゆる化学物質で、体調が悪くなる人がいることを伝える。**

② **自身が使用している化学物質を振り返り、使用量が適切であるか考える。**

化学物質に過敏な方が、自身の症状を周囲に伝えやすい雰囲気をつくることが大切です。

労働者の健康に関することですから、安全衛生委員会等から発信、あるいは朝礼での話題にする、社内報に掲載する、などで周知させましょう。

公共の場など多くの人が集まるところでは、化学物質過敏症を誘発するような香料の使用を控える配慮も必要です。

化学物質過敏症の労働者から相談を受けた場合「認定特定非営利活動法人 化学物質過敏症支援センター」があります。

公的な情報源としては、厚生労働省ホームページをご覧ください。

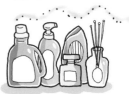
悪者ではないけれど…

（表①）おもな化学物質過敏症

粘膜刺激症状	結膜炎、鼻炎、のどの痛み
呼吸器症状	気管支炎、ぜんそく
皮膚症状	皮膚炎、湿疹
自律神経障害	冷や汗、手足の冷え、頭痛、疲れやすい
内耳障害	めまい、ふらつき、耳鳴り
循環器障害	動悸、不整脈、血行不良
消化器障害	下痢、便秘、悪心
眼科的障害	目がちかちかする、目が見えにくい
精神障害	不眠、不安、うつ症状、不定愁訴

今回のクイズ

● （　　　）神経は脳に直結しているため、脳へのインパクトが強くなります

● 合成香料で健康被害を生じることを「（　　　）害」といいます

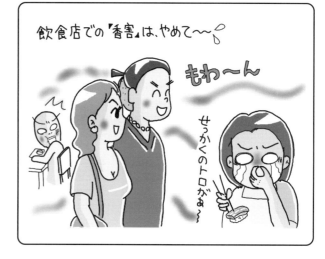

はみ出しメモ

私の知人に、香水の調合をする調香師がいます。常人よりはるかに嗅覚が鋭い特殊能力者なのですが、実は電車などは「臭すぎて乗れない」とか。さらに、市販の消臭剤も「気分が悪くなるために使えない」とのこと。感覚が鋭いということは、生活していく上でかなり不便なようです。鈍感力を持っている方が、実は意外と生きやすいのかもしれません。

みんなの衛生委員会　Chapter 4　労働災害の予防　　■実施日：　　/　　/

3　血管迷走神経反射

Q　弊社で20代の女性社員が急に倒れた事例がありました。… 熱中症？

人事課長

弊社が運営する施設で、20代の女性社員が急に倒れる事例がありました。6月の終わりで気温が30℃くらいの農園で、生のとうもろこしをかじってみようと、口にしたところ体調が悪くなり、急に意識がなくなって、救急搬送されました。救急外来の担当医からは、熱中症ではないかと言われました。前夜は寝不足で体調もあまりよくなかったそうです。

A　緊張・ストレスが起因する生理的反応。前駆症状に注意を

産業医

状況から判断して、①**熱中症**　②**アナフィラキシー**　③**血管迷走神経反射**の可能性がありますが、今回は③かと思います。
血管迷走神経反射は病気ではありません。**緊張やストレスなどが原因で起こる、血圧の低下、脈拍の減少などの生理的な反応**で、失神とは異なります。失神は、一時的に脳への血流が減少して意識を失うこと全般を指します。原因として最も多いのが**血管迷走神経反射**によるものです。

症状として、軽い場合はふらつきやめまい、吐き気を感じる場合もあります。視界がぼやけたり、冷や汗、頭痛を訴えたりすることも少なくありません。重症の場合は突然失神して倒れます。しかし、その前に**前触れの症状（前駆症状）**が出ることが多いです。**(解説①)**
血管迷走神経反射自体は横になって休むことなどで治るので、特に健康上大きな問題になることはありませんが、倒れた際やふらついた際に頭などをぶつけて、けがをしないよう注意が必要です。

（解説①）
血管迷走神経反射の前駆症状
● 目の前が暗くなる
● 物が二重に見える
● 頭が重くなる
● ふらつく　● 吐き気
● 腹痛　● 発汗　など

　なぜ、こんなことが起きるのですか？

寝不足や不快な刺激が、症状を起こす一因に

何か不快な要素が体に加えられるのが刺激となって副交感神経が急激に作動し、心臓にブレーキをかけるのがメカニズムです。**(解説②)** 憶測ですが、とうもろこしを生で食べたのが不快刺激となり、症状の引き金となったのでしょう。
睡眠不足や疲れている時、長時間立っている時、痛みや緊張などの精神的ストレスを感じた時などに血管迷走神経反射は起こりやすくなります。

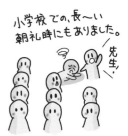

対応として、軽い症状の場合は、**すぐ安全な場所で横に寝かせる**と良いです。できれば**足を体より少し高く**しましょう。今回は意識を失っていますので、**救急車を呼ぶ**対応が正しかったと思います。

今後同じことが起きた場合、会社として配慮するべきことは？

状況や経過など、目撃者の情報が重要

経過を記録し、救急外来で担当医に伝えると、的確で迅速な診断につながります。血管迷走神経反射は、心電図やCTなどの画像検査、血液検査では異常が出ません。経過や状況で診断されます。意識を失った本人は当時の状況を詳しく話せないため、**目撃者の情報が極めて重要**です。
また社内で予防接種や採血を実施する場合、周囲に机や椅子・棚等がないことを確認し、万が一血管迷走神経反射で倒れても、**けがをしないように会場整備を行う**ことが重要です。

なるほど、気を付けます。実際目の当たりにすると驚いてしまいますが、このことを知っていれば少し落ち着けるかもしれませんね。ほか、予防としてできることはありませんか？

血管迷走神経反射の原因となる、睡眠不足や疲労がひどくならないように、**十分に睡眠をとり**、**ストレスを抱え過ぎない**ことが大切です。
長時間同じ姿勢でいることも原因となります。
血管迷走神経反射の前駆症状が現れたときは、**その場でしゃがむ**、または**横になる**ようにしましょう。
腹圧をかけて血圧を上げるような動作も効果的です。
（例：しゃがんでお腹に力を入れる。左右の手同士を引っ張りあう など）

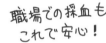
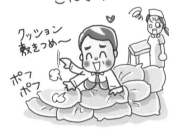

（解説②）血管迷走神経反射の要因

身体的・精神的な要因	長時間の立位・座位姿勢、痛み刺激、睡眠不足、疲労、恐怖、緊張など
環境要因	人混み、閉鎖的な空間など

今回のクイズ

血管迷走神経反射は、緊張や
（　　　　　）などが原因で起こる、
（　　　　）の低下、脈拍の減少
などの生理的な反応です

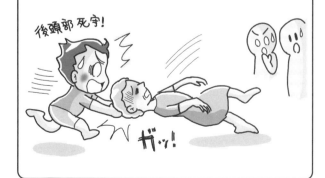

はみ出しメモ

私は救急医でしたので、意識を失って倒れた人を数多く診察しました。心臓や脳の大きな病気によって失神した場合はかなりの注意が必要なのですが、それらを除外して最終的にこの血管迷走神経反射と診断がつくと一安心です。ただ、痛みやストレスのせいで交感神経が作動するのは自然なのですが、副交感神経が作動する理由はよく分かっていません。

4 救急箱

Q 救急箱の内容について教えてください。何を入れればいいですか?

総務部長

> 弊社の工場にある救急箱の内容について、問題がないかどうか教えてください。
> 今入っているものは、まずは胃腸薬、頭痛薬、風邪薬などです。

A 基本はけがに対応するもののみ。
業務に不要な医薬品、事業場にありませんか?

産業医

せっかくご準備をされていらっしゃいますが、
じつはどれも不要ですね。

> えっ!? …では、消毒薬、ピンセット、ガーゼ、綿、ばんそうこうはどうでしょうか?

こちらは重要です。かつての労働安全衛生規則では、一律に備えなければならない救急用具の品目が明記されていました。**(法文①)**
2021年の改正によって具体的な品目は削除され、「事業場において発生することが想定される労働災害等に応じ、応急手当に必要なものを備え付けること」と、より広範な適所適材を意識した言葉に置き換わりましたが、**業務に起因して発生する外傷の処置**に対応できることが重要という意味は変わりません。

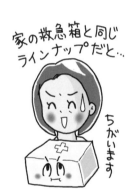

> そうなのですね。ちなみに救急箱には、
> ほかに二日酔いの薬も入っているのですが…。

それらの内科の薬は、業務とは無関係ですよね。
腹痛、頭痛、発熱、二日酔いなどは、労働者個人の問題ですから、
それらに対する薬は、自分で購入するか、あるいは
医療機関に受診して処方箋を発行してもらうべきものです。
逆に、**外傷に対する薬剤**については、手厚く用意するようにしてください。

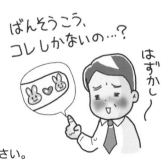

> 分かりました。内容を今一度確認して取捨選択します。

頭痛薬や胃腸薬の安易な使用は避け、必要に応じて受診を

職場の救急箱には、風邪薬のような総合感冒薬を置く必要はありません。体温計やかゆみ止めは、使用頻度や職場環境を考慮して検討すべきですが、体温計は衛生的な非接触式のものが推奨されます。

ところで、腹痛や頭痛などの症状は原因となる疾患が存在する場合があり、その**正確な診断に基づく治療が必要**です。例えば、胆石による腹痛や心筋梗塞による腹痛で、安易に胃薬を使用しても効果はないどころか、命に関わる事態を引き起こすこともあります。

同様に、風邪薬の使用も注意が必要です。風邪やインフルエンザは免疫力が正常なら自然に治ります。風邪薬を服用し無理に出勤しても、周囲に感染を広めるリスクを増やすだけです。風邪を引いたら**自宅で安静**にするのが最善です。

また、業務中に頭痛や胃痛を訴える従業員への対応は、症状の重さや初発かどうかで判断します。症状が強い場合や初発の場合は医療機関を受診させ、それ以外の場合は休憩を促し、改善しなければ受診を検討します。救急箱内の薬を従業員が自己判断で使用し副作用が起きた場合、会社が責任を問われる可能性もあります。原則的に社員自身で必要な薬を準備させるのが望ましいでしょう。

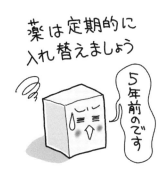

(法文①)

労働安全衛生規則

(救急用具)
第六百三十三条　事業者は、負傷者の手当に必要な救急用具及び材料を備え、その備付け場所及び使用方法を労働者に周知させなければならない。
2　事業者は、前項の救急用具並びに材料を常時清潔に保たなければならない。

(救急用具の内容)
第六百三十四条　事業者は、前条第一項の救急用具及び材料として、少なくとも、次の品目を備えなければならない。
一　**ほう帯材料、ピンセット**及び**消毒薬**
二　高熱物体を取り扱う作業場その他火傷のおそれのある作業場については、**火傷薬**
三　重傷者を生ずるおそれのある作業場については、**止血帯、副木、担架**等

(※第六百三十四条は、現在は削除されています)

今回のクイズ

会社に設置する救急箱の内容は、
(　　　　)に起因して発生する
(　　　　)の処置に対応できる
ことが重要です

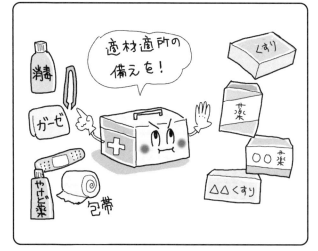

風邪の予防にはビタミンCが豊富なイチゴや、ビタミンDを生成する太陽光を活用することでリスクを軽減できます。冬場でも外で遊び、果物を定期的に摂取する習慣がその要因かもしれません。職場でも、予防に重点を置く発想を取り入れることが、健康管理の鍵となるでしょう。実際、筆者の息子は小学校で6年間、病欠ゼロを達成しています。

5 ハラスメント

Q 職場におけるハラスメント対策について教えてください。

人事課長

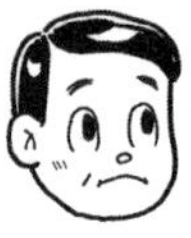

私が入社したころ、上司が部下を叩いて指導するというのは、よく見かけました。今なら即ハラスメントです。パワハラって、何か基準などはありますか？

A 犯罪となるケースも。ハラスメントを許さない社内風土を！

産業医

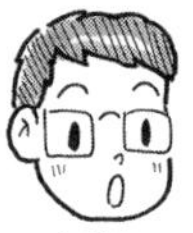

厚生労働省のパワーハラスメントの定義は「同じ職場で働く者に対して、職務上の地位や人間関係などの職場内の優位性を背景に、業務の適正な範囲を超えて、精神的・身体的苦痛を与える又は職場環境を悪化させる行為」とされています。右図に、パワーハラスメントの6類型を挙げました。**(図①)**

ハラスメントに関連する法律には、加害者個人には**刑法**（暴行罪）、**民法**（損害賠償責任）が関連します。会社の責任には、**民法**（使用者責任）と**労働契約法**（安全配慮義務）が関連します。これは**犯罪**であり、懲役、罰金、賠償金が課されることがあります。

（図①）パワーハラスメントの6類型

精神的な攻撃	・同僚の目の前で叱責される ・他の職員も宛先に含めたメールで罵倒される ・必要以上に長時間、繰り返し執拗に叱る
身体的な攻撃	・叩く、殴る、蹴るなどの暴行を受ける ・丸めたポスターで頭を叩く
過大な要求	・新人で仕事のやり方もわからないのに他の人の仕事まで押し付けられ、同僚は皆先に帰ってしまった
過小な要求	・運転手なのに営業所の草むしりを押し付けられる ・事務職なのに倉庫業務だけを命じられる
人間関係からの切り離し	・1人だけ別室に席を移される ・性的指向、性自認などを理由に、職場で無視する ・コミュニケーションをとらない、送別会に出席させない
個の侵害	・交際相手について執拗に問われる ・妻に対する悪口を言われる

ハラスメントは、部下の教育や組織を形成するといった自然な行動の結果、起こる現象ともいえます。「お前はいても意味がない」「お前がいないほうが仕事が進む」などの発言が繰り返しされた場合、ハラスメントと認定される可能性が高くなります。

就業規則や個別的業務命令で、さらなるハラスメント対策を

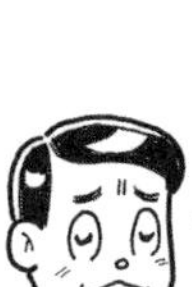

そのような発言がされた場合、どうすればいいでしょうか？

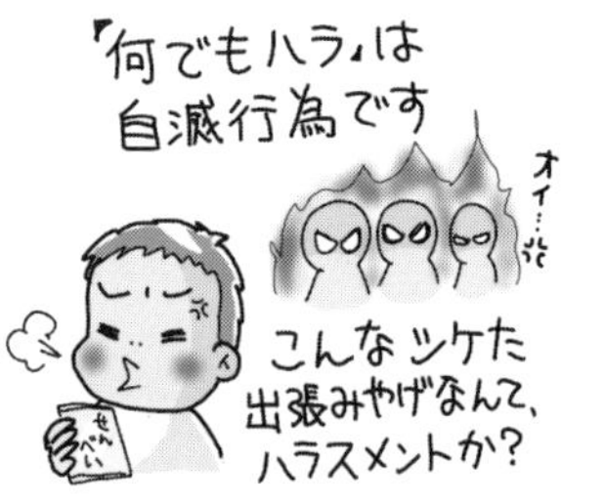

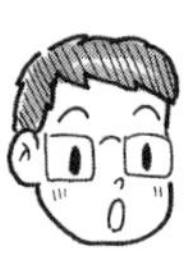

言い過ぎと思われた場合は、口頭やメール等でのフォローが紛争予防に有効です。問題行動がある従業員に人事上の処分をする時「不利益処分というハラスメントを受けた」と言われないための注意が必要です。
配置転換や降格処分の場合、就業規則や個別的な業務命令に基づいて不利益措置を講じてください。問題行動を抑制するような約定を結び、その違反に個別的に措置を講じることです。

「何でもハラ」は自滅行為です

こんなツケた出張みやげなんて、ハラスメントか？

内部・外部にハラスメント相談窓口の設置を

パワハラが原因で、被害者がメンタルヘルス不調になった場合の対応は？
また、ハラスメントの被害者にも責任があるように見受けられる場面もあるのですが…。

主治医として**心療内科医**か**精神科医**を1人、ほか**産業医**1人をつけてください。主治医は精神疾患の治療を担当します。目標は、患者が日常生活を送れるようになることです。産業医は日常生活が送れるようになった患者が、勤務できる体制を整えるための助言を会社に行うことが任務です。**(図②)**の流れで復職支援をします。
そして、上司が何度指導しても業務ができず、行き過ぎた指導がパワハラに発展するケースもあります。
ただ、一度で完璧にできる人はそういません。人材育成は根気がいるものだと思いましょう。
また、ハラスメント対策には　**ハラスメント教育による予防**に加えて、**早期発見**が大切です。早期発見には、内部・外部ともに**ハラスメント相談窓口の設置が重要**です。外部相談窓口の設置例として、
①弁護士や社会保険労務士の事務所　②ハラスメント対策のコンサルティング会社　③メンタルヘルス、健康相談、ハラスメントなど相談窓口の代行を専門に行う企業　と、業務委託契約を結ぶ方法があります。

ハラスメント対策は経費がかかり直接売り上げになりませんが、「企業は人なり」。上しか見ないで下の者の不満に気づかない上司では、人材管理に行き詰まる可能性があります。ハラスメントを社風として許さないトップと、部下のハラスメントに目を光らせる中間管理職が必要なのです。

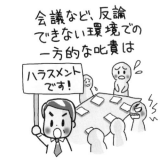

(図②) 職場復職支援の対応フロー

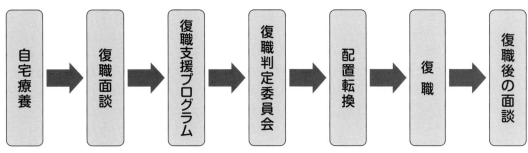

自宅療養 → 復職面談 → 復職支援プログラム → 復職判定委員会 → 配置転換 → 復職 → 復職後の面談

今回のクイズ

● ハラスメントに関連する法律は、加害者個人には（　　）法、民法が関連します

● 被害者のメンタル改善には、主治医に心療内科医か精神科医と（　　　　）医をつけてください

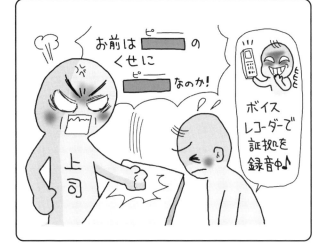

はみ出しメモ

「ハラスメント」を意訳すると「嫌がらせ」で、人生における最大級の不愉快な出来事です。古来、孔子は思いやりを意味する「仁」という概念を、イエス・キリストは「隣人愛」という概念を提示しました。ただ、現実の世界ではそれはあまり実現されておらず、裁判や紛争が多発しています。人類はこの2000年であまり進歩していないのかもしれません。

みんなの衛生委員会　Chapter 4　労働災害の予防　　■実施日：　　／　　／

6　プレゼンティーイズム

Q 仕事に身が入らない従業員がいますが、どう対応すれば？

総務部長

> ある従業員が、出社はしているのですが、どうも仕事に身が入らないようです。
> 体調のせいかもしれませんが、業務や周囲にも影響を与えそうで困惑しています。

A 病気による症状で
仕事に集中できない代表例は5つ

産業医

プレゼンティーイズム（*presenteeism*）という言葉をご存知ですか？
「労働者が出社はしているが、病気による症状があって、
仕事に身が入らない状態のために失われる生産性」を指します。
一方、「労働者が病気のため出社できず失われる生産性」をアブセンティーイズム（*absenteeism*）と言います。
日本人は真面目なので、プレゼンティーイズムが問題になります。
逆に、ギリシャなどでは従業員が病気ですぐに休むので、
むしろアブセンティーイズムの方が問題になっているみたいです。

プレゼンティーイズムを起こす疾患の代表例が次の通りです。
①**腰痛**　　②**うつ病**　　③**貧血（鉄欠乏症）**　　④**頚部痛**　　⑤**がん（治療中）**

> 会社として、どんなことができるのでしょうか？

腰痛・肩こりに効果的な体操をしましょう

腰痛と頚部痛については、職場や家庭で対策ができます。

①の腰痛は、予防に有効な体操がいくつかあります。
「腰痛借金」という言葉をご存知ですか？
骨と骨の間には、柔らかいゼリーのような「**椎間板**」というものがあります。
（図①）聞いたことがあると思います。
この椎間板は、髄核と繊維輪からできているのですが、
前かがみの姿勢で重い荷物を持つような作業を継続的にしていると、
繊維輪が傷つくとぎっくり腰に、髄核が飛び出ると椎間板ヘルニアになります。
このような作業に従事している状態を「腰痛借金」と名付けたのが、
東京大学医学部 特任教授の松平浩医師です。

（図①）
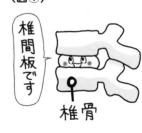

この「腰痛借金」を日々、予防的に返済することが大切です。
そして、腰痛予防のポイントは背屈ですね。
中でも、理学療法システムの「**マッケンジー法**」が最も有名です。
上体を反らす体操ですね。(**図②**)
さらに「**これだけ体操**」というのも有効です。
立位で、両手をできるだけ近づけて、殿部の尾てい骨にあて、
腰を背屈させます。この際に、**顎を上げず、膝は曲げない**ように
してください。(**図③**)
マッケンジー法は自宅で30秒〜5分、
これだけ体操は1日10秒です。

> 簡単そうですね。
> これくらいなら毎日続けていけそうです！

次に、④の頚部痛とは、簡単に言えば「肩こり」のことですが、
これも対策が可能です。「**肘ぐるぐる体操**」です。(**図④**)
座位でも立位でも良いのですが、両手をそれぞれの肩にあてます。
両手で両肩を触る感じです。そして、両肘を前から後ろに回し
ます。右肘は自分から見て時計回り、左肘は自分から見て反時
計回りです。**6回を1セット**としてください。
仕事の合間にもできますし、何より気持ちがいいですよ。

可能であれば、これらの体操を指導できる人に定期的に会社に
来てもらうと良いと思います。

> 腰痛、肩こりには私も悩まされているので、
> 今日から早速実践していきます！

(図③)
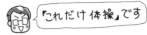
「これだけ体操」です
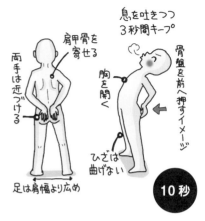
10秒

(図④)
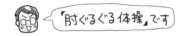
「肘ぐるぐる体操」です
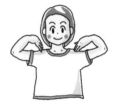
肘で大きく円を描くように
前から後ろへ
6回で1セット

今回のクイズ

プレゼンティーイズムは
「労働者が出社はしているが、
（　　　）による症状があって、
仕事に身が入らない状態のために
失われる（　　　）性」を指します

(図②) マッケンジー法です
① うつぶせになる
② 両手を肩の下につける
③ ゆっくり上体を起こして体を反らせる。この姿勢で
30秒〜5分
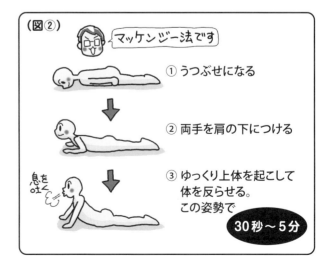

はみ出しメモ

従業員が出社しても、仕事へのパフォーマンスが低下している状態は、上司や同僚には感覚的に分かるものの客観的な診断は難しく、主治医が認識することもまれです。産業医はその状況を把握できる立場にあり、休職を含む対応の判断が求められます。休職を拒む労働者もいますが、長期的には休職した方が回復につながることが多いのが現実です。

みんなの衛生委員会　Chapter 4　労働災害の予防　　■実施日：　　／　　／

7 割れ窓理論と5S

Q 雑然とした職場…生産性も落ちてしまう?!

人事課長

弊社では、定期的に衛生管理者による職場巡視を実施していますが、いつも整頓がされず、棚の上に物が置かれている状況です。
ただ、弊社はオフィス業務が中心で、工場など現場作業のような危険箇所はありません。

A 「5S活動」を実践しましょう！

産業医

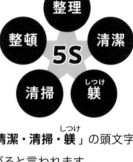

170cm以上の高さに物を置かないようにするのは、地震の際に頭上に落下する恐れがあるためです。落下防止の対策がなく、不安定に物が置いてあるのは、地震がなくても危険です。

いわゆる「5S活動」ができていないようですね。「5S」とは「**整理・整頓・清潔・清掃・躾**」の頭文字をとったものです。整理と整頓の「2S」を徹底するだけでも仕事の生産性が上がると言われます。

- **整理** ： 要る物と、要らない物に分類し、要らない物を捨てること
- **整頓** ： 要る物を、誰にでもすぐに取り出せるように、物の位置を変えること
- **清掃** ： ゴミや汚れがない状態を維持すること
- **清潔** ： 3S（整理、整頓、清掃）が維持されている状態
- **躾** ： 3S（整理、整頓、清掃）が定着し、決められたことを守れる風土になっている状態　です。

小さな乱れが周囲に拡大していく「割れ窓理論」

ところで、「**割れ窓理論**」をご存知ですか？「窓ガラスを割れたままにしておくと、その地域で凶悪な犯罪が増える」という犯罪理論です。
1994年から7年間、米国ニューヨーク市では、ジュリアーニ市長がこの理論を応用しました。地下鉄の落書きなどの軽犯罪を徹底的に取り締まった結果、殺人・強盗などの犯罪が大幅に減少し、治安回復に劇的な成果をあげたのです。
では、この割れ窓理論を、御社のオフィスに当てはめるとどうでしょうか？

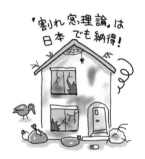

棚に荷物を1つでも置いたら、他の人も同じように置いてしまう…？

ご名答！どの職場も、最初はきれいな環境です。しかし、使った物を片付けなかったり、道具を置きっぱなしにしたりしていくと、やがて誰も片付けなくなります。
つまり「少しの汚れだから」と放置していると、誰も掃除をしなくなるのです。
風紀の乱れが、他の人へ伝達して拡大するのを防ぐには、乱れが小さいうちに取り除くことが重要です。
そもそも、5S活動の目的とは何でしょうか？

職場を綺麗にするためですよね？

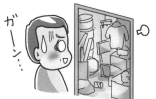
改めて見ると、自室は「汚部屋」でした…

5S活動の目的は、生産性向上のため！

それだけではありません。**生産性向上**のためです。整理・整頓ができていれば、労働者の業務効率が上がります。例えばトヨタ自動車では、工場・オフィスで片付けが重要視されているようです。整理・整頓を行い、業務の効率化を行っているのです。物づくりの現場で働いている人より、オフィスで働く人は、整理・整頓や無駄を意識していません。しかし、自分のデスク周りを見てみましょう。多くの無駄があるはずですよ。

確かに、いつか使うかもと、捨てられないものがたくさんあります…。

メールボックスや、パソコン画面のアイコンの整理整頓も、5S活動のひとつです。
5S活動を「**習慣化**」する「**6S（5S＋習慣）**」活動を行う企業もあります。
塵も積もれば山となる、小さな無駄な時間の積み重ねが大きな無駄になることを自覚しましょう。
5Sは安全で快適な職場作りの基本です。5S活動と割れ窓理論を活用して職場環境を改善し、業務効率を上げ、会社の業績も上げていってください。（改善事例（図①））

（図①）オフィスの5S改善事例

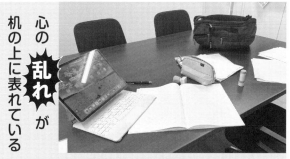
心の乱れが机の上に表れている
この机でまともな仕事をすることは難しい…

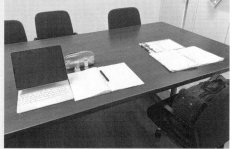
心の整いが机の上に表れている
空間が整理され、業務効率が上がり、時間も整理されていく

今回のクイズ

- 5Sは職場を綺麗にする以外に（　　　　）性向上の目的もあります
- 小さな風紀の乱れを正すことで拡大を防ぐ「（　　　　）理論」は、職場にも応用できます

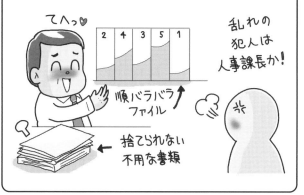

はみ出しメモ

割れ窓理論は、現在、京都市でも取り入れられています。京都は観光客が多い割に道は綺麗で、鴨川にゴミはほとんど落ちていません。それに対して、近隣の都市は様相が違い、公園にはたばこの吸い殻が散乱しています。街を綺麗にしようという気持ちの有無がこの違いを生んでいるのでしょうか。この市を愛する身としては残念でなりません。

8 職場巡視

Q 「職場巡視」は、オフィスを見回るだけでいいのですか？

総務部長

今日は「職場巡視」について教えてください。
「職場巡視」って、オフィス内を見回ればいいのでしょうか？

A 衛生管理者は週に1回の職場巡視が義務です

産業医

まず、職場巡視の目的ですが「**危険箇所がないかの確認**」です。言葉にすると「**労働災害の防止**」です。労働安全衛生規則の第十一条、十五条に根拠条文があります。
衛生管理者は、少なくとも**週に1回**巡視をしなくてはいけません。頻度としては多く感じると思いますが、労働安全衛生法関連は「**何かあったときには、人が死ぬような事故が起こる**」ことを未然に防ぐためのものですので、ご協力ください。
では、職場巡視の具体的なやり方を説明しましょう。実際にやってみて困ることなどはありますか？

そうですね。例えば、「危険箇所はないか？」という視点でやっていますが、どうも正しい視点で見ているか自信がなくて…。

具体的な定義づけをすると チェックしやすくなります

そんなときは、**定義づけ**を行うと非常にやりやすくなりますよ。
例えば「消火器前に物が置かれていないか」というチェック項目の場合、「消火器から30cm以内に物が置かれていないか？」というように、**具体的**に修正していくのです。あいまいな状態では、見る方も結果を聞く方もピンとこないので、明確にしていくのです。
「転倒しそうな箇所はないか？」というチェック項目の場合、

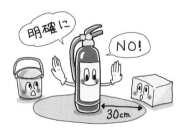

「区分けされた通路に、物がはみ出して置かれていないか？」などにしたほうがいいでしょう。
法律準拠を前提としながら、会社の特徴などを踏まえて基準を作成していってください。
そして、もう一つポイントになるのは、対象となる場所の**写真を撮っておく**ことです。

なるほど！そうすれば、改善前と改善後が一目瞭然で比較しやすくなりますね。

さらに、指摘してもなかなか行動に移してくださらない方がいるときにも効果的です。写真ですと、他の参加者にも状況が丸わかりになりますから。

職場巡視は、労働災害の防止のために重要な仕事です。あいまいさをなくすことで、ポイント意義のある職場巡視を行っていきましょう。

例として「職場巡視記録」（週次含む）を下記に挙げました。**（図①）**

インターネット等にはフォーマットもあります。御社に適した内容に修正し、活用されることをお勧めします。

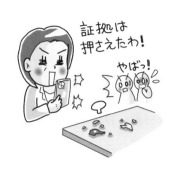

（図①）「職場巡視記録」「職場巡視記録（週次）」サンプル

はみ出しメモ

職場巡視には、全体を広く見る方法と、問題のある箇所に集中する方法があります。特に後者が重要で、労働災害が発生した場合は1カ月以内に現場を確認し、経過を分析し再発防止策を検討する必要があります。災害の多くは会議室ではなく現場で発生するため、産業医が衛生管理者の見落とした危険ポイントを発見できれば、有意義な巡視となります。

今回のクイズ

● 職場巡視の目的は「（　　　　）箇所がないかの確認」です

● 対象となる場所の（　　　　）を撮っておくと、効果的です

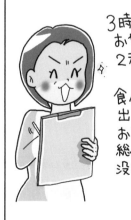
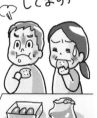
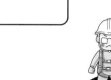

4-8 | 職場巡視

9 墜落災害

Q 「じゅうよじぼう」って何ですか？

人事課長

「じゅうよじぼう」とは？何ですか、それは？

A 労働災害防止のための国の指針です

産業医

「**第14次労働災害防止計画**」の略語です。まあ業界用語ですね。国の指針の一つです。
「労働災害防止計画」は、労働災害を減少させるために厚生労働省が重点的に取り組む事項を定めた中期計画で、「第14次防」は2023年4月〜2028年3月までの5年間の計画を指します。

効果は出ているんですか？

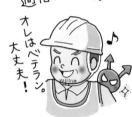

統計上ははっきり効果が出ています。死亡災害数も中等度の負傷者数（休業4日以上の死傷者）も、この50年間、右肩下がりで、死亡者数はピークの1割以下まで減っています。**(図①)**
労働安全衛生法が施行されたのが1972年で、それ以降、右肩下がりなのでこの法令の効果でしょう。
また、日本の産業構造が工場からオフィスに移ったこともあると思います。
ちなみに「**ハインリッヒの法則**」に基づいて、**怪我と死亡の発生比率は100対1**くらいです。

ハインリッヒの法則？また、知らない言葉が出てきました。

(図①) 労働災害発生状況の推移

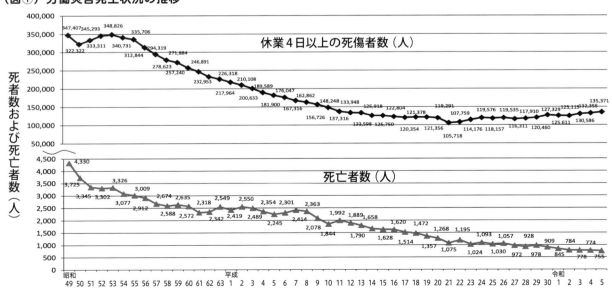

1件の労災事故の背後には、300件のヒヤリ・ハットが！

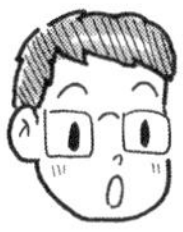

1930年代、アメリカの損害保険会社調査部長のハインリッヒが、労災事故の発生確率を調査したもので「1：29：300の法則」ともいわれています。

これは、1件の重症事故の背景には、29件の軽傷の事故と、300件のヒヤリ・ハット、つまり傷害にいたらない事故があるという経験則です。

そのヒヤリ・ハット事例の、さらにその背景には、数千、数万もの危険な行為が潜んでいます。

つまり、**ニアミス ➡ 軽傷 ➡ 重大事故**というのがピラミッド構造になっているという法則です。（図②）

ところで死亡災害は転落事故が多く、転落事故は建設業で多いのですが、予防法は分かりますか？

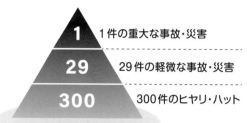

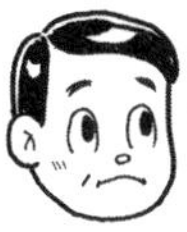

（図②）ハインリッヒの法則の図

- 1　1件の重大な事故・災害
- 29　29件の軽微な事故・災害
- 300　300件のヒヤリ・ハット
- 数千、数万件の不安全状態

安全帯を労働者に着けさせることですか？

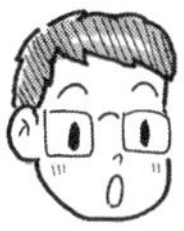

その通りです。ちなみに「安全帯」は、「**墜落制止器具**」という名称です。安全帯という呼称は継続いただいても大丈夫です。

そして、モノを用意するだけでは不十分です。ソフト、つまり**教育が必要**です。例えば、ピアノを買うだけではピアノは弾けるようになりませんよね？そこで、ソフトとなる安全衛生特別教育が必要です。

対象者は墜落の危険がある作業のうち、「**とくに危険性の高い業務**」を行う労働者です。（図③）

フルハーネスとは、墜落制止器具の名称です。腰ベルトのみの安全帯では不十分で、国際的には肩や腿も包んだフルハーネス型が標準的で、日本もそれに従う方向です。（図④）

2m以上のタンクのある化学工場や、月に1度のクレーンの点検業務をされる場合は、建設業ではなくても、この法律が適用されます。2m以上の作業現場がある、全ての作業現場が対象です。法律や規則は改正がありますので、最新の知識をアップデートするようにしてください。

（図③）安全衛生特別教育の対象者

高さが2m以上の箇所で、作業床を設けることが難しく、フルハーネス型を使用して行う作業などの業務従事者。

（図④）フルハーネス型 墜落制止器具

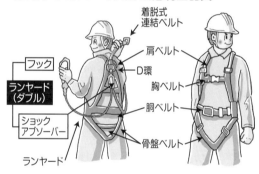

今回のクイズ

- ハインリッヒの法則によると怪我と死亡の発生比率は（　　　）対1となります
- 1件の重症事故の背景には（　　　）件の軽傷の事故、（　　　）件のヒヤリ・ハット事故があります

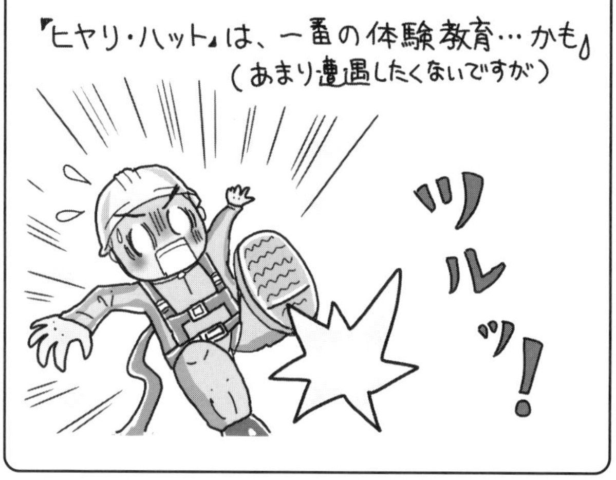

「ヒヤリ・ハット」は、一番の体験教育…かも♪
（あまり遭遇したくないですが）

ツルッ！

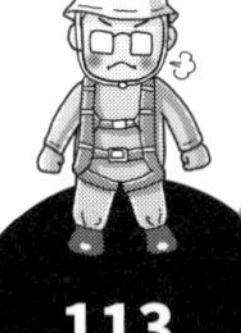

左ページグラフ出典：厚生労働省「令和5年 労働災害発生状況」より
平成23年までは、労災保険給付データ（労災非適用事業を含む）、労働者死傷病報告、死亡災害報告より作成。平成24年からは、労働者死傷病報告、死亡災害報告より作成。
※新型コロナウイルス感染症への罹患による労働災害を除いたもの。

はみ出しメモ

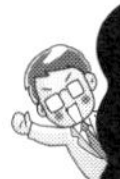

明石海峡大橋の工事は、1988年から10年間かけて、延べ230万人が参加した大事業でした。驚くべきことに、労働災害による死亡者は0名。これは、作業の危険性を全員が強く認識し、安全対策を徹底した結果でしょう。逆に、油断しやすい「危なくない作業」ほど、事故が起こりがち。工事現場でも「油断大敵」、慎重さが命を守る鍵となります。

みんなの衛生委員会　Chapter 4　労働災害の予防　　■実施日：　　／　　／

10 感染症法

Q 従業員がウイルスに感染しました。会社としての対応は？

総務部長

弊社の40代の女性社員が、発熱と全身倦怠感を訴えて受診したところ、新型コロナウイルス感染症の疑いが否定できないということで、現在自宅療養をしております。診断は確定していません。会社としての対応を教えてください。

A 産業医や専門医の意見を聞いた上で、会社は就業を禁止する義務があります

産業医

感染症にかかった労働者に対して、会社が実施するべき就業制限については、1972年に制定された**労働安全衛生規則**に定められています。会社には、産業医や専門医の意見を聞いた上で、**就業を禁止する義務**があります。

2019年に中国の湖北省武漢市で発生し、全世界に広がった新型コロナウイルス感染症に関しては、**感染症法**という法令も考慮する必要があります。

感染症法とは、1999年に制定された法律で、「感染症の予防及び感染症の患者に対する医療に関する法律」というのが正式名称です。長い名前ですね。

そこでは、既知の感染症が、症状の重さや病原体の感染力などによって、
一類感染症、**二類**感染症、**三類**感染症、**四類**感染症、**五類**感染症、の5つに分類されています。
それに加えて、**新型インフルエンザ等感染症、指定感染症、新感染症**というのがあります。
2023年5月の政令によって、新型コロナウイルス感染症の位置づけは
「新型インフルエンザ等感染症（二類相当）」から「五類」へと変更になりました。
御社でもすでに感染された従業員さんもいらっしゃると思います。
今さらながらと思うかもしれませんが、改めてどれだけの期間、就業を禁止するかですが、
感染症法の十八条と労働安全衛生規則六十一条に記載があります。
感染症法では、知事が就業禁止を決定します。安衛則では、**決定するのは事業者**です。

5類感染症
・風しん・破傷風
・インフルエンザ
・新型コロナウイルス
・百日ぜき・梅毒 など

それでは今回の弊社の場合はどうしたら良いでしょうか？
新型コロナウイルス感染症の診断が確定していない発熱です。
また、今後も新たなウイルスによる感染症が出てこないとは
言い切れません。今のうちに確認しておきたいと思います。

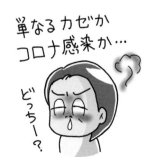
単なるカゼか
コロナ感染か…
どっちー？

診断確定の有無により、判断基準となる法律も変わります

 診断が確定していないので、感染症法ではなく、労働安全衛生規則で対応すべきだと思います。日本産業衛生学会では、**発熱後7日まで**が感染力を持った期間であるとしています。
また、発熱や風邪症状がある方の職場復帰の目安が示されていますので、それをもとに出勤可能の判断が可能ですね。**（解説①）**
必要に応じて、主治医に治癒証明書を書いてもらうと良いでしょう。

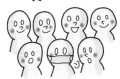
欧米はマスクをする人が少ない。文化の違い？

（解説①）

発熱や風邪症状を認める者の職場復帰の目安

次の1）および2）の両方の条件を満たすこと

1）発症後に少なくても8日が経過している
2）薬剤*を服用していない状態で、解熱後および症状**消失後に少なくても3日が経過している

* 薬剤：解熱剤を含む症状を緩和させる薬剤
** 症状：咳、咽頭痛、息切れ、全身倦怠感、下痢など

8日が経過している：発症日を0日として8日間のこと
3日が経過している：解熱日・症状消失日を0日として3日間のこと

出典：一般社団法人 日本渡航医学会・公益社団法人 日本産業衛生学会「職域のための新型コロナウイルス感染症対策ガイド」を一部修正

 陰性を証明するのが難しいことや、医療機関に負担をかける可能性があることから、職場が従業員に対して「治癒証明書」や「陰性証明書」の提出を求めないよう、厚生労働省が示しています。主治医に治癒証明書を書いてもらえない場合はどうしたら良いでしょうか？
ちなみに、弊社では「発熱後7日ではなく、解熱後5日は自宅で様子を見る」という社内規定があるのですが、どちらの基準が良いでしょうか？

 治癒証明書が出せない場合、産業医面談を実施して、**産業医に判断**してもらうと良いでしょう。
どちらでも構いませんが、大事をとって、御社の方針を採用するのは問題ないと思われます。

今回のクイズ

従業員が感染した場合、（　　　　）医や（　　　　）医の意見をもとに、会社は就業を（　　　　）する義務があります

感染防止に"せきエチケット"も忘れずに。

大丈夫っすよ！
マスクせんかっ！

はみ出しメモ

感染症にかかったとき重要なのは、しっかり休むことです。10〜14日間、自宅での安静が何より大切です。ですが風邪薬を飲んで無理矢理出勤したり、完全に治りきっていないのに数日後には出勤したりする方が案外いるもの。これでは病原体を周りにばらまいていることになります。とはいえ、風邪で2週間も休ませてくれる会社は、あまりないんですよね。

4-10｜感染症法

Column

マンガから考える未来予想能力

「人生、あちこちに身を守るシグナルはありますので、五感を研ぎすまして生きていきたいと思います」。これは食品工場の工場長さんの言葉です。労働災害の予防には、事業者（会社）の努力と、労働者の努力の双方が必要です。

『ゴルゴ13』というマンガがあります。現在200冊を超える単行本が出されており、世界各地で主人公が奇跡的な狙撃を成功させています。このマンガを読むことは、おそらく労働災害の予防につながると私は考えています。ゴルゴ13ことデューク東郷は、命を狙われながらも、仕事を成功させ続けています。

彼はフリーランスのスナイパーですから、個人事業主で、産業医サービスの対象ではありません。自己管理と危機回避が超人的なレベルでなされているため、他者の助けはほとんど必要がありません。それでも「ギラン・バレー症候群」という持病があり、定期的に人間ドックを受けています。ただ、彼に食事指導や保護具着用の講義は全く必要がありません。

脳という人間の臓器は、極論すれば、反射回路の総体です。熱い鍋を触ったら反射的に手を引っ込めるという動きが動物には備わっています。危機に対して反射的に運動で対応するという記憶の回路が、どんどん膨れ上がり、それが脳という臓器へと進化していきました。反射だけでなく、危機予知という機能が前頭葉に蓄積されています。

ソフトバンクの創業者である孫正義さんは、前頭部の毛が少なくなってきたときに、「私はハゲているのではない。私の進化に頭皮がついて来れていないのです」と言ったそうですが、前頭葉の発達が、未来予想能力を作り、未来予想能力こそが、経済の発展と労働災害の予防の本質です。

ゴルゴ13や孫正義さんは常人ではありませんが、彼らの前頭葉の使い方を学ぶことが、労働災害の予防には重要であると思われます。私たちの脳の前方には、巨大な危機察知マシーンが装備されているのです。

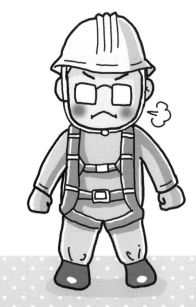

Chapter 5 生産性の向上

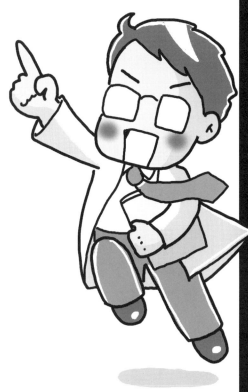

1　健康経営 118
2　事務所則 120
3　ワーク・エンゲイジメント　122
4　受動喫煙 124
5　エナジードリンク 126
6　在宅勤務と
　　仕事のパフォーマンス ‥ 128
7　働きがい向上の手法 ... 130

みんなの衛生委員会　Chapter 5 生産性の向上　　■実施日：　　／　　／

1 健康経営

Q 「健康経営」とはどういう意味でしょうか？

人事課長

新聞などで「健康経営」という言葉を目にしますが、どんな意味なのでしょうか？

A 従業員の健康づくりを通じ、生産性向上を目指すのが「健康経営」です

産業医

「健康経営」の目的は、従業員の健康づくりを通じて**生産性向上**を目指すことです。企業が労働者の健康に配慮することは、**経営的にメリットがある**というのが、その概念です。よくある誤解が、労働者の健康管理にかかる費用を、福利厚生費として計上し、法人税を減らす節税対策としてみる考え方です。費用ではなく「**投資**」とお考えください。（図①）

ちなみに、**労働者の健康管理に1ドル使うと、3ドル売り上げが増える**という実証研究もあるほどです。

メリットとして、**企業ブランド**や**人材獲得力**が高まります。しかも最近の大学生は、出世よりワーク・ライフ・バランスを優先する傾向にあります。

会社の究極の資産は「人」。会社の利益は人が生み出します。人への投資は合理的な企業行動です。

経営者の仕事は、**人材獲得**と**人材育成**で、健康経営はその両者に深く関わるのです。（図②）

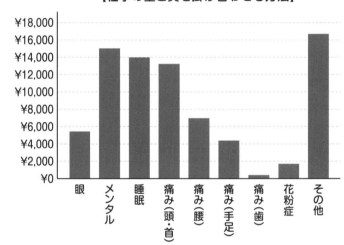

（図①）パフォーマンス低下度による損失額算定評価【仕事の量と質を掛け合わせる方法】

出典：企業の「健康経営」ガイドブック 〜連携・協働による健康づくりのススメ〜（改訂第1版）

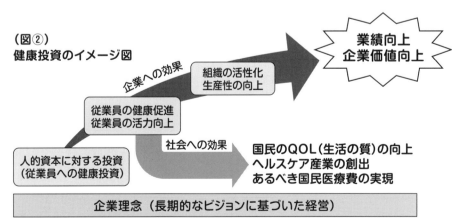

（図②）健康投資のイメージ図

出典：企業の「健康経営」ガイドブック 〜連携・協働による健康づくりのススメ〜（改訂第1版）

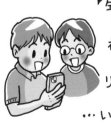

健康経営は、従業員の熱意・没頭・活力も満たしていく

これもよく耳にしますが「ワーク・エンゲイジメント」についても教えてください。

「ワーク・エンゲイジメント」とは、主に従業員の仕事に向けられたメンタル面の健康度を示すものです。以下の3つが満たされている状態で、**主体的に仕事に取り組んでいる心理状態**を表す言葉です。

① **熱意**：仕事に誇り（やりがい）を感じていること
② **没頭**：仕事に熱心に取り組んでいる状態
③ **活力**：仕事から活力を得ていきいきしている状態（活力）

この3つが高いと「ワーク・エンゲイジメントが高い状態」とされ、健康経営に取り組むことでも高まります。
特に、2020年の新型コロナウイルスの流行では、多くの企業が働き方を変更せざるをえない状況になりました。ですが日頃から健康経営に取り組んでいた企業は、すぐ方向転換できたと聞いています。
だからこそ不測の事態に備え、**事業者の「安全配慮義務、健康配慮義務」**と、**労働者の「健康保持義務」**を念頭に、健康経営を目指して「健康経営優良法人」の申請に取り組んでほしいのです。

中小企業庁「健康経営優良法人」の申請にチャレンジを！

「健康経営優良法人」の申請はどのように行うのですか？

「健康経営優良法人認定制度」は、毎年の健康経営に関する取り組みについて、一定の基準で審査されます。認定基準は「大規模法人部門」、「中小規模法人部門」で内容が異なり、社会情勢に合わせて毎年変わります。例えば、新型コロナウイルスが流行したときは、感染症予防対策がより細かく分類されて認定基準に盛り込まれました。
また、労働安全衛生の最も重要な対策で毎年基準として上がるのが、労働安全衛生法の、
事業者の3大健康配慮義務、「定期健康診断（と事後措置）」「過重労働面談」「ストレスチェック」です。
詳細は経済産業省のホームページでご確認ください。

今回のクイズ

- 「健康経営」は、従業員の健康づくりを通じて（　　　）向上を目指すのが目的
- ワーク・エンゲイジメントの要素には「熱意」「（　　）」「活力」があります

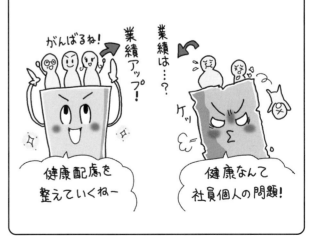

はみ出しメモ

健康経営を日本に定着させた功労者は産業医の岡田邦夫氏です。健康経営を「人という資源を資本化し、企業の成長を通じて社会の発展に寄与すること」と定義されました。少子高齢化の日本で、一人でも多くの労働者が健康に働ける仕組みを作られ、まさに社会改革の成功例。これほどの大事業、産業医というより厚生労働大臣の仕事だったと思います。

みんなの衛生委員会　Chapter 5 生産性の向上　　　■実施日：　　／　　／

2　事務所則

Q　「事務所則」…？　初めて聞きますが、どういうものですか？

総務部長

「事務所則」という法令があるというのを聞きましたが、じつは初めて知りました。どんな法律なのか教えてください。

A　正式名称は「事務所衛生基準規則」。温度、湿度、トイレの数まで決まっています

産業医

事務所則の正式名称は「**事務所衛生基準規則**」で、1974年に施行されました。「事務室」の環境管理、清潔さ、休養、救急用具について基準が定められています。これは、労働者が良い環境の中で安全に働けるように定めた規則です。法律ではありませんが「法令」で、全二十三条からなる厚生労働省令です。**（法文①）**

まず、事務所内の職場の温度や湿度について管理義務が定められています。条文では、温度は17～28℃、湿度は40～70％と書かれています。湿度が80％まで上がるとカビや蚊が発生しやすい環境になります。逆に20％まで下がるとインフルエンザウイルスにとって快適な環境になります。

人間は、**温度25℃**で**湿度50％**のときが、最も健康状態が良く、快適に感じ、仕事がはかどる動物なのです。

また、照度と騒音についても基準が定められています。**（法文②）**

文字を読み書きする作業の際には、**300ルクス（lx）以上**の明るさが必要です。

オフィスには「ろうそく300本分」の明るさが必要

ルクス（lx）やデシベル（dB）という単位は聞いたことがありますが、よく分かっていません。

1m先に1本のろうそくがあるときの明るさが1ルクス（lx）です。
300ルクスというのは、1m先にろうそく300本の明るさ、ということです。
デシベル（db）は、**85dB以上が騒音職場**ということになります。
半年に一度の作業環境測定をする義務が発生します。
① 0デシベル（db）は無音ではなく、耳元のささやき声
② デシベル（db）の数値が20増えるごとに、音の強さは10倍ずつ増えていくこと
③ 85デシベル（db）以上が、騒音職場であること　は、覚えておいてください。

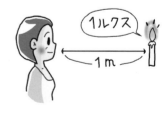

事務所則で、覚えていただきたい数値としては、①**室温25℃**　②**湿度50％**
③**照度300ルクス（lx）**　④**騒音85デシベル（db）以下**　です。
温度、湿度、照度、騒音の4つは、職場環境管理に重要な数値です。
衛生管理者は週に1回職場巡視し、この4つの数値を測定して
巡視記録に記載ください。

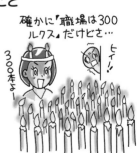

すし詰め禁止。換気も重要

事務所衛生基準規則には、他にどんなことが書かれていますか？

一つの部屋に労働者を詰め込み過ぎてはいけない、ということも書かれています。労働者1人あたり、10m³以上の「気積」を確保するように定められています。10m³は、一辺が2.1mの空間を指します。大人が両手を広げて、左右の人と間隔が50cmくらいあるイメージですね。

ところで、「シックビル症候群」はご存知でしょうか？1980年代のアメリカで、オフィスビルに勤める人たちの間で、(1)皮膚や目、のどなどの刺激症状（目がチカチカする、のどの痛みがある）(2)全身倦怠感、めまい、頭痛・頭重などの不定愁訴　などの症状を訴える現象がみられました。これらは、**建築資材に含まれる化学物質と、換気不足が原因**とされています。ホルムアルデヒド、アセトアルデヒド、トルエンなどの有機溶剤が原因物質と疑われています。ちなみに、室内の換気についても事務所則で対応が定められています。ほか、規則ではトイレについても書かれています。男女を分けるだけでなく、便器の数まで定められているのです。

（法文①）

昭和四十七年労働省令第四十三号
事務所衛生基準規則

労働安全衛生法（昭和四十七年法律第五十七号）の規定に基づき、及び同法を実施するため、事務所衛生基準規則を次のように定める。

目次
第一章　総則（第一条）
第二章　事務室の環境管理（第二条―第十二条）
第三章　清潔（第十三条―第十八条）
第四章　休養（第十九条―第二十二条）
第五章　救急用具（第二十三条）
附則

第一章　総則
（適用）
第一条　この省令は、事務所（建築基準法（昭和二十五年法律第二百一号）第二条第一号に掲げる建築物又はその一部で、事務作業（タイプライターその他の事務用機器を使用して行なう作業を含む。）に従事する労働者が主として使用するものをいう。）について、適用する。
2　事務所（これに附属する食堂及び炊事場を除く。）における衛生基準については、労働安全衛生規則（昭和四十七年労働省令第三十二号）第三編の規定は、適用しない。

（法文②）

昭和四十七年労働省令第四十三号
事務所衛生基準規則

（照度等）
第十条　事業者は、室の作業面の照度を、次の表の上欄に掲げる作業の区分に応じて、同表の下欄に掲げる基準に適合させなければならない。ただし、感光材料の取扱い等特殊な作業を行なう室については、この限りでない。

作業の区分	基準
一般的な事務作業	三百ルクス以上
付随的な事務作業	百五十ルクス以上

2　事業者は、室の採光及び照明については、明暗の対照が著しくなく、かつ、まぶしさを生じさせない方法によらなければならない。
3　事業者は、室の照明設備について、六月以内ごとに一回、定期に、点検しなければならない。

（騒音及び振動の防止）
第十一条　事業者は、室内の労働者に有害な影響を及ぼすおそれのある騒音又は振動について、隔壁を設ける等その伝ぱを防止するため必要な措置を講ずるようにしなければならない。

はみ出しメモ

事務所則は23条からなる小さな法令で、平易な日本語で書かれています。なぜ、すべての法令を事務所則のように簡単な日本語で書かないのでしょう。一方、労働安全衛生法や労働安全衛生規則は極めて難解。私も理解して読めるまでに10年かかりました。読めるまでに10年かかるのでは意味がない。法律は国民のためのもの。読めないのでは意味がない。もう少し分かりやすくしてほしいものです。

今回のクイズ

事務所則で、覚えていただきたい数値としては、
① 室温（　　　）℃
② 湿度 50%
③ 照度 300ルクス(lx)
④ 騒音（　　　）デシベル(dB)以下

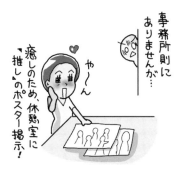

『事務所則』、よく知りませんでした…

照明 300ルクス以上
騒音 85デシベル以下
湿度 40〜70%
温度 17〜28℃
両手を広げても50cmのゆとりある空間。1人10m³

みんなの衛生委員会　Chapter 5　生産性の向上　　■実施日：　　／　　／

3 ワーク・エンゲイジメント

Q ワーク・エンゲイジメント、聞いたことがありますが…？

人事課長

> 働き方で理想とされる「ワーク・エンゲイジメント」という言葉を聞きますが、どんな意味なのかよく分かりません。

A ## 労働者が活気に満ちて働く状態を指します

産業医

「ワーク・エンゲイジメント」とは、**労働者が健康でいきいき働いている状態**です。**（図①）**
ちなみに、その対立概念にあるのが「バーンアウト（燃えつき症候群）」です。

> 今はそういう働き方が理想ですよね。
> 私も昔は、企業戦士としてがんばったものです（自慢）。

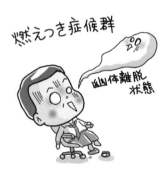

それは失礼ながら、ワーク・エンゲイジメントではなく、ワーカホリック（仕事中毒）ではないでしょうか？日本は1945年の敗戦後、わずか30年で世界2位の経済大国になりました。それは日本の労働者の功績です。
ただ言い換えれば、家庭は二の次、ワーカホリックでお酒やニコチン依存な労働者のがんばりでした。
紫煙ただよう職場で毎晩残業、終業後は同僚と居酒屋、週末はゴルフ。今はそんな時代ではありません。

（図①）ワーク・エンゲイジメント

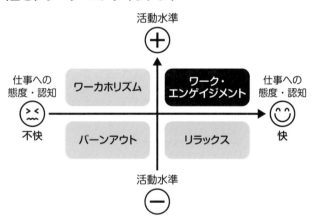

ワーカホリズムでもバーンアウトでもない働き方、活動水準が高く楽しく働いている状態がワーク・エンゲイジメントです。我慢型の努力ではなく、夢中型の努力なのです。

人材育成につなげ、ひいては会社の発展に寄与する

> そのほうが生産性も上がりそう！
> でもなぜ今、ワーク・エンゲイジメントが重要視されているのですか？

部下が辞めないよう、労働環境（残業なし）や接し方（ハラスメント）に配慮している管理職も多いと思います。残業仕事は管理職が引き受ける→残業して作業する→その姿に、部下は管理職になりたいと思わない→人が育たない→企業が長期的な成長のめどをたてられない→さらに管理職がハラスメントに気を使い過ぎ、自身がメンタル不調を発症することも。これでは負のスパイラルです。この連鎖を止めるためなのです。また、人件費の削減ツールとして「成果主義」の考え方がありますが、これはエンゲイジメントを低下させます。さらにＩＴツールの普及でコミュニケーション不足が深刻化し、パワハラにつながることや中間管理職が兵隊化（ルーチン業務のみ、思考業務はなし）している現状も問題です。

「匠(たくみ)」のスピリットで生産性が向上！

どうすればワーク・エンゲイジメントが高くなりますか？

正の相関があるのは**週３日以上の魚食、１日１時間以上の運動、睡眠（十分な休息）**です。負の相関があるのは、**喫煙、アルコール、座っている時間の長さ**です。**家庭環境**と**余暇の過ごし方**も関係があります。これは、ワーク・ライフ・バランスですね。

そして、**ジョブ・クラフティング（job craftng）研修**が、ワーク・エンゲイジメントの程度を高めます。**（図②）**直訳すれば「**仕事を匠(たくみ)のようにすること**」です。労働者が、自分の仕事の捉え方や業務上の行動を修正し、現在の「やらされ感」のある仕事を、**働きがいのあるものに変える**ことです。具体的には ①**仕事の内容や方法** ②**人間関係** ③**仕事の捉え方** を変えるのです。仕事に対する３つの次元を変えることで、**生産性が向上**するというのが、ジョブ・クラフティングの考え方です。

そして、労働者が自らのジョブ・クラフティングをするための機会と時間を与えるのは会社です。**集中して働き、十分に休むこと**が労働者にはもちろん、会社にとっても重要なのです。

（図②）ジョブ・クラフティング

作業クラフティング （仕事のやり方への工夫）	人間関係クラフティング （周りの人への工夫）	認知クラフティング （考え方への工夫）
・To Doリストの立て方の工夫 ・仕事のスケジュール管理の工夫	・自ら先輩にアドバイスを求めにいく ・同僚と、仕事に関する情報交換を積極的にする	・仕事の意義や目的を考えること ・自分の仕事の社会に対する影響を認識する
↓	↓	↓
より、働きやすい充実した働き方に繋がる	人間関係を充実させ、仕事のしやすさUP	仕事のモチベーションや満足感を向上させる

出典：ジョブ・クラフティング介入プログラム実施マニュアル
平成30年度 厚生労働科学研究費補助金（労働安全衛生総合研究事業）「労働生産性の向上に寄与する健康増進手法の開発に関する研究」

今回のクイズ

- ワーク・エンゲイジメントは、（　　　　　）が健康でいきいき働いている状態です
- 「仕事を（　　）のようにする」ジョブ・クラフティング研修が奏効です

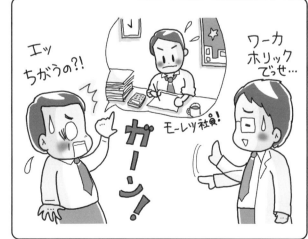

はみ出しメモ
ワーク・エンゲイジメントが高い代表例が野球の大谷翔平選手です。彼は10代から高い目標を掲げ着実に達成。ついには世界最高の選手となり、破格の報酬を得ました。このような偉業の達成は簡単ではありませんが、自分なりの目標で小さな努力を積み重ねることは誰でもできるはず。仕事も同じように取り組めば、大きな成長につながると思います。

4 受動喫煙

Q たばこって、煙が肺に悪いだけでしょうか？

総務部長

私はたばこを吸いませんが、弊社の従業員の喫煙率は全体で約半数と、高いと思います。嗜好品とはいえ、今後、対策しないといけない気がします。

A 喫煙者のがん発症率は3.2倍！ 受動喫煙も1.3倍

産業医

会社として取り組んだ方がいいですね。わが国では全体的に喫煙者率は減少していますが、肺がんの死亡者数は増えています。たばこを吸い始めて肺がんになるまでには20年かかります。現在、肺がんで亡くなる人は、20年前の喫煙習慣が原因の方が多いということです。

たばこを吸うと肺がんになりやすいと言われます。科学的にも、喫煙と肺の扁平上皮がんとの因果関係はほぼ確定しています。危険性（オッズ比）は3.2倍になるようです。

さらに、受動喫煙による**肺がんのリスクは1.3倍**です。

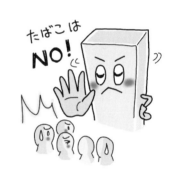

喫煙は慢性の一酸化炭素中毒！がんの原因にも

そもそも、たばこの何が悪いんですか？

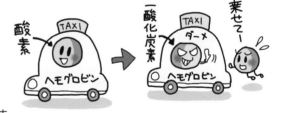

一酸化炭素と、その他**約5300種類の化学物質**です。
ところで、火事で人が死ぬ原因はご存知ですか？
やけど以外の最大の原因は急性一酸化炭素中毒なのです。

木や紙が燃えると、二酸化炭素と一酸化炭素が発生します。そのうちの一酸化炭素は猛毒です。無色無臭の気体ですが、吸い込むと肺から血液に移行し、血液中の赤血球の中にあるヘモグロビンに結合します。これは、酸素を運搬するタクシーと考えてください。本来、酸素（O_2）を乗せるべきタクシーが一酸化炭素（CO）で満員のため、まず脳細胞が酸欠で死んでしまうのです。一酸化炭素を大量に吸入した場合は、わずか5分以内に脳細胞は死んでしまいます。

喫煙とは、口の中で毎日火事が起きている状態です。喫煙の本質は、**慢性一酸化炭素中毒**です。一酸化炭素は酸素欠乏で**がんの原因**になります。また、たばこの煙の中には、たばこ自体に含まれる物質と、それらが不完全燃焼して生じる化合物が含まれています。

その中には**発がん物質が約70種類**も含まれています。つまり、たばこは**発がん物質の塊**なのです。

これらの有害物質は、たばこを吸うとすぐ肺から血液を通じて全身の臓器に運ばれます。DNAに損傷を与えるなど、がんの発生メカニズムのさまざまな段階に関与して、がんの原因となります。

では、なぜやめられないのか。じつはたばこを吸うと**ドーパミン**が出ます。強い快楽性のある脳内伝達物質で、たばこのニコチンが肺から血液に入って脳に移行し、ドーパミンの分泌を促します。ちなみに禁煙外来で処方される薬は、そこをブロックして、卒煙につなげるのです。

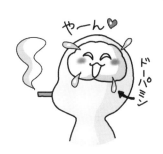

喫煙者を採用しない企業も出てきました

個人では禁煙外来を利用するのは知っていますが、会社ではどう取り組めば？

2003年に健康増進法が施行され、受動喫煙について定めています。**（法文①）** 受動喫煙を予防することが、2018年から法律で事業者に義務付けられました。また、ホテル運営会社の星野リゾートでは、喫煙者を採用していません。その理由として、「作業効率、施設効率、職場環境それぞれに影響を及ぼすから」だそうです。最近は喫煙者を採用しない企業も増えてきました。

それは法的に可能ですか？
人権侵害になりませんか？

労働局にも確認しましたが、企業には採用の自由（最高裁判決）があるので、喫煙者を採用しないという理由に合理性があるため、行政はそれだけをもって指導はしないということです。

（法文①）

健康増進法

第六章　受動喫煙防止
第一節　総則
（国及び地方公共団体の責務）
第二十五条　国及び地方公共団体は、望まない受動喫煙が生じないよう、受動喫煙に関する知識の普及、受動喫煙の防止に関する意識の啓発、受動喫煙の防止に必要な環境の整備その他の受動喫煙を防止するための措置を総合的かつ効果的に推進するよう努めなければならない。

（関係者の協力）
第二十六条　国、都道府県、市町村、多数の者が利用する施設（敷地を含む。以下この章において同じ。）及び旅客運送事業自動車等の管理権原者（施設又は旅客運送事業自動車等の管理について権原を有する者をいう。以下この章において同じ。）その他の関係者は、望まない受動喫煙が生じないよう、受動喫煙を防止するための措置の総合的かつ効果的な推進を図るため、相互に連携を図りながら協力するよう努めなければならない。

（喫煙をする際の配慮義務等）
第二十七条　何人も、特定施設及び旅客運送事業自動車等（以下この章において「特定施設等」という。）の第二十九条第一項に規定する喫煙禁止場所以外の場所において喫煙をする際、望まない受動喫煙を生じさせることがないよう周囲の状況に配慮しなければならない。
2　特定施設等の管理権原者は、喫煙をすることができる場所を定めようとするときは、望まない受動喫煙を生じさせることがない場所とするよう配慮しなければならない。

今回のクイズ

● 受動喫煙による肺がんのリスクは
（　．　）倍になります

● たばこには（　　　　）種類の
化学物質が含まれています

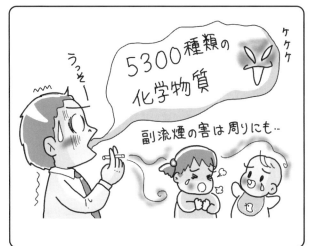

はみ出しメモ

たばこを吸わなくても受動喫煙で健康を害することがあります。さらに煙の害だけではありません。「喫煙者が近くにいると服や髪に臭いがつく」「会話するだけで副流煙ならぬ"副流臭"が漂う」など思わぬ被害も。また、たばこ休憩で消えた同僚の仕事を押しつけられる「受動残業」のケースも。職場の生産性にも影響しますのでなかなか厄介ですね。

みんなの衛生委員会　Chapter 5 生産性の向上　　■実施日：　　／　　／

5　エナジードリンク

Q　エナジードリンクって飲むと効きそうですよね？

人事課長

最近、社内で「疲労が溜まっているので、エナジードリンクを飲んで頑張ります！」という発言や、日報へのコメントがあります。「ここ一番！」というときに飲むと効果ありそうですね。

A　依存性があるので飲み過ぎは厳禁です！

産業医

エナジードリンクは、結構飲んでいる人が多いですよね。
私が巡回するいくつかの企業でも、缶を入れるごみ箱に、エナジードリンクの缶が入っていることが多く、オフィスでも飲んでいる人が多いなと認識しております。
ただ、エナジードリンクには**依存性がある**のはご存知ですか？
いわゆるエナジードリンクというのは、**カフェイン**と**砂糖**（人工甘味料含む）の水溶液です。**（図①）**

カフェインは、**中枢神経**に作用し、覚醒と興奮作用を引き起こします。少量であれば、有害とは言えないと思います。
カナダでは、「健康な成人は最大1日400mgまで」という基準が出されています。コーヒーで換算すると約3杯分の量と言われています。日本では「過剰摂取は控えましょう」とのことで、具体的な量までは示されていません。
商品によっても異なりますが、エナジードリンクには1本あたり36〜150mgのカフェインが入っています。
特に、市販されているエナジードリンクや眠気覚まし用の清涼飲料水の成分表示の多くは、100mℓ当たりの濃度で書かれています。缶や瓶1本あたりにすると、コーヒー約2杯分に相当するカフェインを含むものもありますので、1日に何本も飲まないように注意しましょう。**（図②）**

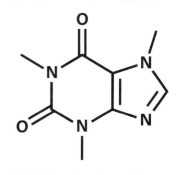
（図①）カフェインの構造式

出典：ウィキペディア「カフェイン」
https://ja.wikipedia.org/wiki/カフェイン

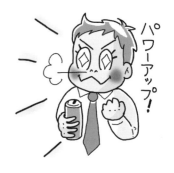
パワーアップ！

カフェインの過剰摂取はめまい、心拍数増加、嘔吐などの作用が。過去には死亡例も

分かりました。
ちなみに、カフェインを摂取し過ぎるとどんな問題が起きるのでしょうか？

126　| 5-5 | エナジードリンク

中枢神経系への作用としては**興奮・めまい・不眠**、循環器系への作用としては**心拍数の増加**、消化器への作用としては**嘔吐**や**下痢**などがあります。わが国では2015年に、カフェイン中毒で亡くなった方もいます。この方は、エナジードリンクを日常的に大量に摂取していたそうです。
カフェインも砂糖（人工甘味料含む）も依存性が強いので、
上限を決めておくことが重要です。

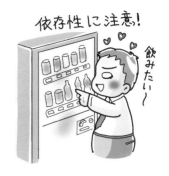

飲むほどシャキッとなるかと思ったら、逆効果になるとは…！
正しい知識を持ってもらうために、社内周知をするようにします。
また、社内の自動販売機でもエナジードリンクを販売しているので、
社員の健康を守るためにも、販売を中止しようと思います。

（図②）食品中のカフェイン

食品名	カフェイン濃度 （100mlあたり）	備考
コーヒー	60mg	浸出方法：コーヒー粉末10g/熱湯150ml
インスタントコーヒー（顆粒製品）	57mg	浸出方法：インスタントコーヒー2g/熱湯140ml
玉露	160mg	浸出方法：茶葉10g/60℃の湯60ml、2.5分
紅茶	30mg	浸出方法：茶5g/熱湯360ml、1.5～4分
せん茶	20mg	浸出方法：茶10g/90℃の湯430ml、1分
ウーロン茶	20mg	浸出方法：茶15g/90℃の湯650ml、0.5分
エナジードリンク または 眠気覚まし用飲料（清涼飲料水）	32～300mg （製品1本あたりでは） 36～150mg	製品によって、カフェイン濃度及び内容量が異なる

参考）抹茶1杯あたり：抹茶1.5g（カフェイン含有量48mg）/70～80℃の湯70ml（抹茶のカフェイン含有量3.2g/100g）

出典：食品安全委員会「食品中のカフェイン」を一部修正

今回のクイズ

● エナジードリンクに入っている
カフェインは（　　　　　）神経に
作用します

● カナダではカフェインの摂取量は
「健康な成人は最大1日（　　　）mg
まで」という基準が出されています

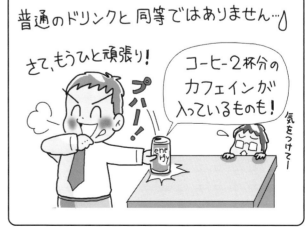

眠気を吹き飛ばし、やる気をブーストしてくれるエナジードリンク。でも、その効果は本当に魔法なのでしょうか？確かにカフェインや糖分で一時的に元気になりますが、切れたときの反動は大きいもの。結局、翌日もっと疲れるという「エナジーローン」に陥ることも…。本当にエネルギーを得たいなら、寝る・食べる・運動するのが一番ですよ！

みんなの衛生委員会　Chapter 5　生産性の向上　　■実施日：　　／　　／

6　在宅勤務と仕事のパフォーマンス

Q　在宅勤務を機に、社員の仕事のパフォーマンスが低下ぎみ…？

総務部長

> コロナ禍から弊社でも在宅勤務を導入したのですが、仕事のパフォーマンスが低下した社員がいます。

A　ストレスチェックを受けて保健師面談を行う方法も

オンライン会議ではメガネとマスクが手放せませーん♡
ノーメイクでも　ヒゲも隠せます

産業医

在宅勤務は通勤の負担は減る一方で、公私の切り分けが難しい側面があります。また、在宅勤務となった人の健康への影響もさまざまです。（図①）
デンマークでの研究によると、**週に2〜3日の在宅勤務が一番生産性が高い**という研究結果がでているようです。
在宅勤務で業務能力が落ちたり、メンタル不調になったりする社員を早めに見つけ出してサポートするには、従業員全員に**保健師面談**を実施する方法があります。これは直接対面ではなく、オンライン面談も可能です。コスト面で難しい場合は、人事担当者がスクリーニング（ふるい分け）を行い、対象者を絞って保健師面談を行う方法もあります。

厚労省のストレスチェック＆保健師面談がおすすめ

> どうやって面談対象者を選べばよいでしょうか？

① **出社日の勤怠不良**
② **上司から見て仕事やレスポンスが遅い、ミスが増える**
③ **睡眠がとれていない様子**　のいずれかに該当した方が対象になるかと思います。
その他、見た目で体重減少が分かる方など、メンタル不調は身体面での症状が出ることがあります。
あるいは、**年1回のストレスチェック**を活用して**保健師面談**を実施する方法か、上記①〜③のいずれかに該当する方に保健師面談を実施し、保健師が必要と判断すれば、**産業医面談**を実施する方法もあります。
ストレスチェックは、厚生労働省のサイト「**こころの耳**」から無料で受けられます。これはなかなか良くできたサイトで、血圧の自己測定のような感じで、こころのストレスを自己測定できるのです。
年1回のストレスチェックを活用し、保健師面談を行う場合は、ストレスチェック実施前の安全衛生委員会での調査審議で保健師面談を行う意義を明確にして、審議内容を議事録に残しましょう。

厚生労働省
こころの耳
https://kokoro.mhlw.go.jp/check/

高ストレス者に保健師面談を行い、離職予防できた企業も

ストレスチェック実施者が保健師で、その保健師が面談対象者を選定し、実施事務従事者が、対象者と面談日程調整を行うことは問題ありません。しかし、保健師面談の対象者選定を事業者が行う場合には「**本人の同意が必要**」です。ストレスチェックを実施した場合、その結果が事業者に開示される際には、個人情報取り扱いの観点から「**本人の同意が必要**」です。これは**保健師面談の結果開示**についても同様です。

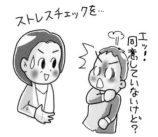

ちなみに、鉄道会社のJR西日本では、2万人の全従業員にストレスチェックを受けてもらい、高ストレス者には全員保健師面談を実施。その結果、離職を未然に予防し、従業員満足度を向上させた実績があり、その成果は日本産業ストレス学会でも発表されています。

在宅勤務以外でも、仕事のパフォーマンスを上げるためには、**心身共に健康**であることが必要です。日頃の**コミュニケーション**も大切にして、在宅勤務を導入している場合は「コミュニケーション」を意識して行いましょう。いきいきとした職場は、**優秀な人材の離職率低下**につながります。心身の健康を維持することは、社員の「**やる気**」を高め、「**パフォーマンス**」を向上させるのです。

（図①）在宅勤務の影響

生活習慣	● 通勤がなくなることや外出自粛による**身体活動量の低下** ● 人とのつながりを感じられないことによる**孤独感、不安感の増加** ● 食生活、飲酒、喫煙など、**生活習慣の変化** ● 起床時間や就寝時間などの変化による**生活リズムの変化**
仕　事	● コミュニケーションが取りにくいことによる**生産性の低下** ● **労働時間の変化や休憩時間の不足**（潜在的な時間外労働の発生も含む） ● 新しいシステム導入による変化や、IT機器操作に対する**精神的負荷の増加** ● 上司による**業務管理やマネジメントの低下**（部下の意欲の低下や体調不良への気づきが遅れることも含む） ● 長時間の不良姿勢や座位による**眼精疲労や肩こり、腰痛**など身体的負担と、労働管理やコミュニケーションへの不安、労働と私生活の切り替えの難しさによる精神的負担など健康問題による**労働生産性の低下**（プレゼンティーイズム） 　（身体活動の低下による睡眠障害やストレスの蓄積も含む） ● 書類のペーパーレス化や会議の縮小など、仕事の進め方が変化することで業務効率化が期待 ● 1回の会議時間が短縮できる一方で、不慣れなIT機器操作で会議時間が長引くなどの会議時間の変化 ● セキュリティ上の情報漏洩リスク
家族・地域	● 良好なコミュニケーションが増加し、家族の絆が深まる一方、ストレスによる家庭内暴力や離婚の増加など、**家族との関係性の変化**
疾病・医療	● 受診のしやすさや、**疾病コントロールの変化**（日中に受診でき、疾病コントロールがしやすくなる一方、勤務地近くに通院していた人は通院や服薬の自己中断につながりやすい） ● 人との接触が減ることによる、**感染リスクの低下、感染に対する不安感の軽減**

出典：産業医科大学　産業生態科学研究所産業保健経営学「テレワークとなった働く人」を一部修正

今回のクイズ

● 週に2〜3回の在宅勤務が、一番（　　　）が高いそうです

● ストレスチェックを受けて（　　　）面談を行う方法もあります

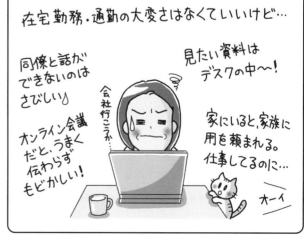

はみ出しメモ

在宅勤務は「通勤ゼロ」「自分のペースで仕事ができる」と利点ばかり。でも気づくと「着替えるのが面倒」「昼寝ばかり」「冷蔵庫がお友達」。会議では「ミュートのまま独り言」「カメラの外でパジャマ」なんてことも。最初は天国、気づけば自己管理との戦い。在宅勤務を快適にする秘訣はルーティンを守ること。仕事も生活もバランスが大事です。

7 働きがい向上の手法

Q どうやったら働きがいは向上するのでしょうか？

人事課長

会社の業績を上げるためには、労働者の働きがいに配慮する必要がありますよね。ただ、分かってはいるものの、弊社では何もできていません…。

A 「会社からの働きかけ」と「労働者個人の心がけ」

産業医

働きがいを高めるためには、**企業の取り組み**と**個人の心がけ**の両面が重要です。
著名な経営学者のピーター・ドラッカーは、次の3つの問いに「はい」と答える社員が多い企業ほど、将来性があると述べました。

1. 「あなたは会社で敬意を払われていますか？」
2. 「あなたが仕事上の能力を高めようとしたとき、会社は応援してくれますか？」
3. 「あなたの貢献を会社は認識していますか？」

この3つの要素を満たすためには、企業は以下の点に取り組む必要があります。

- ●社員に敬意を払う： 適正な評価制度や風通しの良い職場文化を構築する。
- ●社員の育成に投資する：研修制度やキャリア支援を充実させる。
- ●社員の貢献を認める： 成果を適切に評価し、報酬や昇進で還元する。

これらの姿勢を企業の文化として定着させることで、社員のモチベーションが向上し、企業の持続的な発展につながります。

個人の心がけというのはどういうことですか？

個人的な話で恐縮ですが、私の曽祖父・四方文吉（しかたぶんきち）（**解説①**）が島根県松江市で25歳の時に開業した歯科医院は、130年経った今も、4代目の曾孫が引き継いで診療を行っています。その秘訣が彼の著書『欽仰録』に記されていました。四方文吉は、農家の次男として生まれ、教師、商人、病院助手を経て、独学と実地研修を重ねて、最終学歴が小学校卒業ながら歯科医となりました。
彼の働きがいの原点には、仏教徒の母からの教えと信念がありました。
その内容を要約すると次のようになります。

「世の中のものは神仏様のものである。
　無駄に使ったり粗略に扱ったりしては勿体無い、ばちが当たるぞ」

「何事をしても給金が少ないからとて不足に思うてはならぬ。
　給金より余計の仕事をすれば、それだけ神仏様にご奉公したのである」

「お前のお父様は、ただ働きなさるばかりで、働くことを何よりの楽しみにして、物見遊山などはなさらない。（略）働くことを楽しみにする位、尊いことはない。この家の今日あるは、皆お父様のお陰である。お前もこのお父様の心を心として、自分の仕事を楽しんでするようにならねばならぬ」（一部表記を現代語訳に修正）

彼が学び、影響を受けたもう一人の人物に、大阪市の聖バルナバ病院の院長であったヘンリー・ラニング医師がいます。四方文吉は聖バルナバ病院で調剤生として働きながら、医療の知識を学びました。そこで出会ったラニング医師は、次のような信念を持っていました。

「口で神の道を伝えるのは伝道師の任務であり、
　医術で神の道を伝えるのが私の任務である」

ラニング医師は、キリスト教の教えを押し付けるのではなく、ひたすら患者の治療に心血を注ぎました。この姿勢に四方文吉は深く感銘を受け、**「自分の職業を通じて社会に奉仕**することが、人間の本来の使命であり、それが成功の秘訣である」との考えを持つようになりました。
その後、彼は歯科医としての道を選び、縁もゆかりもない松江市で開業しました。
彼の医院が成功した背景には、患者に誠実に向き合い、社会に貢献するという信念がありました。
当時の時代的な背景もあり、神仏などやや宗教的な描写もありますが、
働きがいへの姿勢としては、今も昔も大きな相違はないかもしれません。

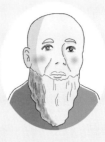

（解説①）

四方 文吉
（しかた ぶんきち）
（1868-1957）

京都府（現・綾部市）の農家に次男として生まれる。最終学歴は小学校卒業。
大阪で病院助手として英語を学び、23歳の時、歯科医師試験に合格し、1893年2月14日、25歳で島根県松江市で歯科医院を開業した。初代松江市歯科医師会長となり、松江市議会議員を1期務めた。60歳で医院を次男に譲り、京都市で出版業を始め、多くの本を出版後、松江に戻り、90歳で亡くなった。

出典：四方文吉『欽仰録』（1937年）

企業と個人の協力が働きがいを生む

企業が社員の成長を支援し、社員が仕事に対して前向きな姿勢を持つことで、
働きがいは自然と向上します。一方で労働者も、自分の仕事を通じて社会に
貢献しようとする心構えを持つことで、個人としての働きがいにつながるの
ではないでしょうか。
企業と個人の相互努力が、働きがいの向上と持続可能な働き方の実現に不可欠です。

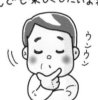

"神仏"や"使命"とまで言わなくても
どのみち仕事するならば
少しでも楽しくしたいよね

今回のクイズ

● 働きがいを高めるためには
　（　　　　）の取り組みと
　（　　　　）の心がけが重要です

● 企業と個人の（　　　　　）が
　働きがい向上の実現に不可欠です

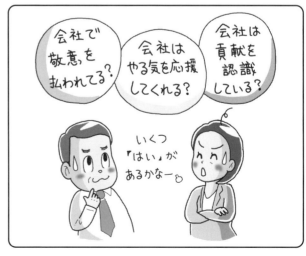

はみ出しメモ

労働意欲と経済発展の関係を初めて指摘したのは、ドイツの社会学者マックス・ウェーバーです。職業を「神からの天命」と考える宗派のキリスト教が盛んな地域で、労働そのものに喜びを見出す精神のことで、四方文吉の母・いちの考えと相応します。しているという学説を提示しました。「プロテスタンティズムの倫理と資本主義の精神」は、資本主義が発展

5-7 働きがい向上の手法

Column

「24時間戦え」…ません

平成になって、「ダラダラと仕事をすることが悪」という時代になりました。昭和と平成当初は「24時間戦えますか？」という、ドリンク剤のテレビコマーシャルがあったように、長時間労働が常態化していました。ただ、全ての労働者が、全力で24時間働いていたわけではありません。そんなことをすると命を落とします。

昭和の時代は、会社もかなり鷹揚で、昼間に喫茶店でサボったり、ゴルフ練習場に行ったりしても大目に見られていたため、労働強度が低く、長時間労働が可能になっていたのでしょう。
女性は専業主婦で、男性は会社に全生活を捧げるという勤務形態が主流であった時代は、もう過去のものとなっています。
男女が共働きで、場合によっては子育てと介護まで協力し合うこの時代、会社に8時間以上拘束されることは現実的ではありません。

2010年から2025年にかけて、日本政府は「労働強度を高める」ことで「時間外労働を抑制する」方針を、労働法制の中心に据えてきました。それがいわゆる「働き方改革」の本質です。
残業と過労死は日本の宿痾（長く治らない病気）であり、そこからの脱出は社会にとって望ましいことであると私も考えています。

イタリアなど欧米人は、「人生の目的が仕事ではなく、遊びにある」と考えている人が多いようです。遊ぶ時間を十分に確保するために、仕事を早く切り上げる。ある意味当たり前のことが、日本でもできるようになる時代が近づいているのかもしれません。

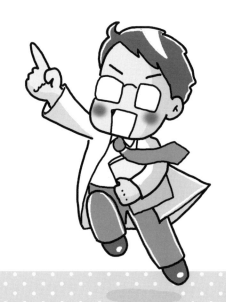

Chapter 6

座談会『いま産業医に求められていること』

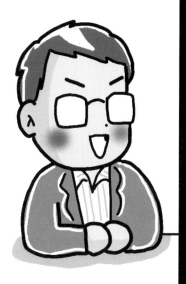
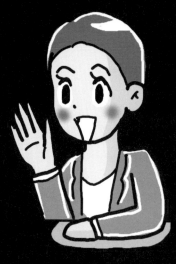

労働安全衛生法の正しい理解から、衛生委員会と産業医の「いま」を知り、「これから」を考える

みんなの衛生委員会 Chapter 6

座談会『いま産業医に求められていること』

従業員のメンタルヘルス不調における産業医の役割

——（小川）厚生労働省の患者調査によると、2020年の精神疾患を有する外来患者数は約615万人。疾患別の内訳では「躁うつ病を含む気分（感情）障害」が169万人以上で、患者総数を押し上げる結果となっています。厚労省は事業者に対し、改正労働安全衛生法に基づくストレスチェックと面接指導の実施を促しているわけですが、近年のメンタルヘルス不調の増加について、産業医の現場からはどのような印象を受けますか。

井上 敬（以下井上） 厚労省発表の統計データは客観的な事実でしょう。では、なぜ増えているのかということですね。以前、精神科医で産業医としても大ベテランの夏目誠先生（大阪樟蔭女子大学・大学院名誉教授）が面白い仮説を立てていらっしゃいました。昭和と平成を比べたときに、昭和の時代は家でも学校でもしつけが厳しかったわけです。家では両親から叱られ、学校では教師から体罰を受けてもそれが当たり前でした。ところが、大人になって社会に出てみると、仕事を終えて同僚と飲みに行こう、昼休みにテニスをしようなどと、つまり学校生活までは厳しく、社会人になってからは意外と緩いというのが昭和の時代だったわけです。一方、平成になるとそれが逆転して、親御さんは優しい、学校はゆとり教育で体罰も法律で禁止という環境で育ち、社会人になってようやく厳しい現実に直面することになります。メンタルヘルスの不調の背景には、そうした社会の変化もあるのではないかということでした。原因は重層的なのでしょうが、確かに夏目先生のおっしゃることも一因としてはうなずけます。

宋 裕姫（以下宋） 厚労省の労働安全衛生調査の報告では、メンタルヘルス不調により、連続1カ月以上休業した者について、2020年に0.4％だった割合が2021年には0.5％に増加しています。井上先生のおっしゃった環境の逆転もそうでしょうが、近年の働き方の変化にも一定の影響があるのではないかと思います。コロナ禍での社会的距離の確保もあって、テレワークやオンライン会議などが多くの事業所で導入されていました。社員や関係者が1カ所に集まり、コミュニケーションを交わす機会が減ったことで、人間関係そのものに変化が生じたことも否定できません。実際、労働安全衛生調査では、従業員のストレスについて上司や同僚などに相談できる割合が、2018年の72％から2021年の69％へと減少したことが示されています。

——従業員のメンタルヘルスについて、企業はどこまでを理解したうえで、産業医のサポートを受けようと考えられているのでしょうか。

井上 そこは、私のホームグラウンドである関西圏と、宋先生が軸足を置く東京では結構違うのではないかと感じます。

井上 敬
Inoue Takashi
医療法人福命会 理事長
日本医師会認定産業医
労働衛生コンサルタント

私も一部に東京のクライアント企業を持ちますが、地場の中小企業でいえば、大阪は東京より5年遅れているような肌感覚があります。そもそも産業医に何を求めていいのかが分からないまま、労働基準監督署の指導のままに依頼したというのが現実です。ちなみに、京都で講演をする機会が多くあって、地元で50年近く経営されている社長に「産業医です」と自己紹介すると、「あぁ、健康診断をする先生ね」という答えが返ってきました。健診もやってはいるのですが、メンタルヘルスへのニーズ以前に、総じて産業医に対する認識が低いのではないかと感じます。

宋　東京でも、「産業医に何をしてもらったらいいのか」と戸惑われる会社は結構ありますよ。ですから、依頼をいただいた企業との面談で、会社が何を目指したいのか、そのために産業医としてどう貢献できるのかを最初にお話しし、理解を得るようにしています。

—— 精神科専門医でいらっしゃる宋先生の場合、他の産業医とはやや異なる視点からメンタルの不調にアプローチできるのではないでしょうか。

宋　私は精神科医療に携わりながら、2003年に初めて産業医の選任を受けました。ちょうど、メンタルヘルス対策が注目され始めたころだったと思います。私としては、活動のフィールドが広がったことで意気揚々とした気持ちだったのですが、大きな誤認をしていました。精神科医が不調を訴える患者さんを、医療機関で診断と治療を行うことに対して、医療機関にかかるまでの段階と、治療と仕事の両立や職場復帰支援が、産業医の介入する領域です。ですが、精神科医と産業医では、役割が異なることを認識していなかったのです。それでも、精神科医という専門性から、企業からはメンタルヘルス対策での協力が期待されていることは感じています。

—— 井上先生は、メンタルヘルスに関する衛生管理者や社員との面談では、特にどういった点に気を使われますか。

井上　メンタルの不調には、仕事によるものと、プライベートな問題による場合と、大きくはこの2つの要因に分けられます。もちろん両者が交錯しているケースもあるわけですが、まず、不調がどちらに起因するものなのかを聞き出すことが最初です。産業医は職業病の専門医ですから、過重労働やハラスメントなど、明らかに仕事内容や就業環境に原因がある場合には、労働者を医学的に守ることと同時に、企業も法的に守らなければなりません。それを両立させるためにどうすれば一番いいのか、気を使うのはそこですね。

—— 労働者と企業、両者を守ることについて、もう少し詳しくお聞かせください。

井上　当事者の損害賠償責任を問うのではなく、予防法務的な視点をもって、訴訟や労使紛争を産業医の段階で未然に防ぐことが大事だと考えます。メンタル不調の責任が企業側にあったとしても、再発予防を企業に促すことで、当事者にも納得いただく。健康配慮義務を果たしてく

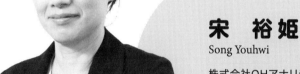

宋　裕姫
Song Youhwi

株式会社OHアナリティクス 代表
日本精神神経学会指導医
日本産業衛生学会産業衛生指導医
労働衛生コンサルタント

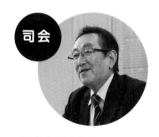

司会

小川　孝男
Ogawa Takao

株式会社日本医業総研

れるのであれば、それ以上はこだわらない、というところまで持っていければ一番いいのかなと思っています。宋先生はいかがですか。

宋 私もまず、目の前にいるメンタル不調者の状態の評価から始めます。不調の原因を探りつつ、医療が必要なのか、仕事の継続が可能なのか、その場合の企業が留意すべき点などを確認していきます。もちろん、個人情報保護への十分な配慮が前提です。長時間労働やハラスメントについて、企業には職場環境調整義務があるわけですが、これも社員の合意を取り付けながら実施を促すことになります。個人的な要因については、会社の資源だけで解決できない場合に、地域保健を活用することもできます。地域保健へのアクセスは、保健師がサポートしてくれるケースもあるようです。さらに、外部EAP（従業員支援プログラム）につなぐことができれば、夫婦関係や経済的問題、子育て、介護などの、企業では把握しづらいプライベートなストレスについても解決が期待できます。あとは、ハラスメントとまではいかないまでも、社内の人間関係や要求される成果に対する能力とのギャップなどは、本人との会話のなかから解決法を探るようにしています。

―― 精神科医療では、国際疾患分類（IDC）や精神疾患診断・統計マニュアル（DSM）などを診断基準とすることが多いのですが、産業医はメンタル不調者をどのように評価しているのですか。

井上 まず、本人の自己評価を一番大事に考えています。皆さん、それぞれに責任ある社会人ですので、ご自分の体調は分かっていますし、案外的確にとらえているものです。私は面談の際、ほぼ全員に、「現在の体調は100点満点中何点？」という質問を投げかけるのですが、大体70〜80点という答えが返ってきます。これが60点だと、いまのまま勤務を継続させていいものかどうかの黄色信号というところです。客観的な指標といえるのは勤怠です。勤怠を管理している人事部門からデータをお借りし、乱れの有無・程度を確認しています。「自己評価」と「勤怠」、この2点で大まかな状態を把握し、あとは顔色です。顔色や表情にはその人のいまの状態がほぼ出ます。これで評価と重症度合いを測ることになりますが、疾患名を特定することは産業医の役割ではなく、個人カルテ情報を共有することもありませんから、精神科医による診断結果を参考にすることもあまりありません。

宋 医学的に診断をつけるのが産業医の役割ではないというのは、井上先生と同じです。私たちは「事例性」という言葉を使うのですが、集団のなかで、その人の姿だけが違ってきているといったとき、その背景に健康問題があり、ケアによる改善が必要ではないか。たとえば、仕事上の決められた納期を守れない社員がいたとき、他の社員と比べ当人だけが能力的に劣っているのか、あるいは、元々納期が守られていた当時の姿から変わってしまってきているのか。

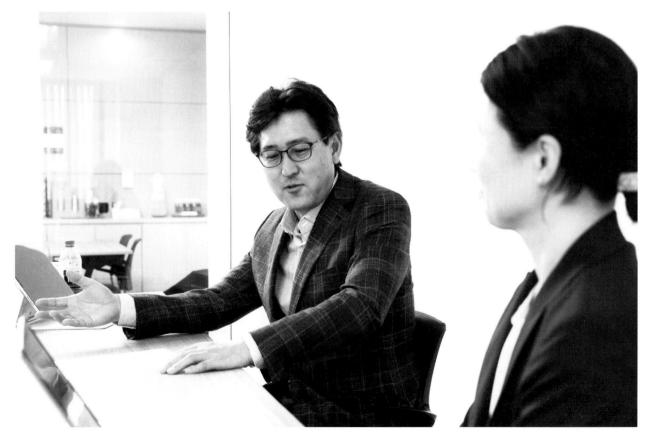

その支障の背景に健康問題があって、本人が苦しみ、周囲の人も困っているのであれば、ケアという形で関与したいと思っています。だからこそ、病気の診断ではなく、業務遂行の程度を評価することが産業医の役割なのだと思っています。

ストレスチェックの実施で問われる企業の姿勢

——多くの企業で「ストレスチェック」が実施されています。産業医の目から見たとき、その本来の目的に対して有効に機能しているとお考えでしょうか。

井上 労働者50人以上の事業場が対象となる、ストレスチェック制度が施行されたのが2015年ですから、もう10年が経とうとしています。まったく機能していなかったら、国はとっくに廃止しているでしょう。そういう意味では、ある程度の効果が認められていると思われますが、大事なことは、有効に機能させなければならないという、企業の姿勢が問われるということです。ラジオ体操を例にとりましょう。あの体操は、予防医学的効果が認められるほど考えられていて、新体操の日本代表が準備運動で取り入れているくらい秀逸なものなのです。多くの場合、給与が発生する始業時間に合わせて行っているようですが、ほとんどの社員は押し付けられたルーティンで、嫌々体を動かしているように見られます。これでは、あまり運動の効果がありません。ストレスチェック制度も一緒です。元々のコンセプトは、スクリーニングによって、うつ病を見つけられないかという、旧民主党政権当時の長妻昭厚生労働大臣のアイデアでした。紆余曲折の末に当初とは違う、仕事を原因とする心身症の早期発見ということに変わりました。そこで決められたことが2つあって、1つ目は個人の救済。パワーハラスメントなどの職場環境が原因で、メンタル不調になっている人を産業医面談で発見し救済しようとするもの。2つ目は、職場の改善です。全体で総合健康リスクの指標を設定し、全国平均とのベンチマーキングや、前年対比からの課題の改善などを数値化して評価するものです。この2つは、とても大きな機能を果たすのですが、それを有効に活用できるかどうかは、企業の姿勢にかかっています。「国がやれというから」という義務感では、やったふりのラジオ体操と同じなのです。20万〜30万円もかかるストレスチェック費用の元を取ろうと本気で考えれば、有効に機能するものだと考えます。

宋 私が受けた印象も同じです。ストレスチェックの実施率を見たとき、小規模な単独事業場であるほど低い、たとえ受検率が高くても、高ストレス者の面接指導の申し出率が低いという論文があります。さらに、努力義務である集団分析の実施率が約85%であるのに対し、それを活かした職場環境改善活動がほとんどなされていません。どのように取り組めばよいのか分からないというのが本当のところでしょう。以前、集団分析結果を管理監督者にフィードバックしてこなかったある企業がありました。そこで、ストレスチェックの結果を受け取った管理監督者がスコアをどう解釈し、どんなアクションにつなげるかという考え方についての説明会を実施しました。社内アナウンスの手違いから、急な開催となったにもかかわらず、全管理職の半数にあたる約150人の方が参加され、活発な質疑も行われました。つまり、管理職の方も集団分析結果から、自身

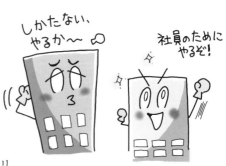

のマネジメントを改善したいという意欲はあるのです。

井上 結局のところ、ストレスチェック制度を有効に機能させるキーを握るのは、企業の人事部だと思うのです。人事部といっても、大企業と中小企業とでは実態は大分違うように感じられます。大企業の人事部は社労士有資格者がいたり、労働関連法規などを学んだ経験を持つ、いわばエリート部署が多いもの。一方の中小企業は総務の延長のような、やや曖昧なポジションだったりします。しかし、大企業でも弱点があって、文系的な労働基準法に精通していても、理系的な労働安全衛生法を学んだ社員はほとんどいません。産業医制度を規定しているのは安衛法なのです。カウンターパートである人事部の方と産業医の話がかみ合わないのはこの点にあります。ストレスチェックを規定しているのも安衛法ですから、人事担当者がピンとこないのは致し方ないのかもしれません。大企業の方とも随分仕事してきましたが、ストレスチェックの法的背景を理解し、どうコストの元を取るかという考えを持つ方がまずいないのが現実です。

宋 確かにそうかもしれません。ただ、井上先生と仕事をご一緒させていただいたとき、人事担当者を相手にストレスチェックを上手に分解したうえで話をされ、理解を深められているのを見て、なるほど、実施する前のこういう分かりやすい説明が大事なのだと実感しました。私自身、多く

の人事トップの方々とも意見交換してきましたが、人事の仕事は、社員の給与計算や採用関係、労務管理など多岐にわたるものの、安衛法を理解しているとはいえず「必要なときはやさしく教えてあげてほしい」と言われたことがありました。いまの井上先生の話を聞いて、改めて説明の大切さを思い出しました。

井上 宋先生と、ヨーロッパ最大級の製薬メーカー日本法人の産業医を担当していたときのことです。衛生委員会で人事部の方が安衛法の知識に乏しく、そこで私は1年間の猶予をいただき、1回20〜30分程度、計10回の説明会を実施したことがあります。グローバル企業の人事部だけあって皆さんとても優秀で、完全に理解された様子でした。その後の衛生委員会は支障なく運営されているそうです。そういう意味では、正しく説明できる人が少ないという産業医の側にも問題があるのかもしれません。

宋 そうでしたね。井上先生のように、身近なストーリーに見立てて話をすると、産業保健専門職以外の方々も理解しやすいのでしょう。参加者は誰も居眠りや内職などせずに、一生懸命聞き入っていたのが印象的でした。

井上 衛生委員会は、いつも一番眠い午後2時くらいにやるのです。だから法律の話になると、出席者はほぼ寝てしまいます。私もかつて、労働安全衛生コンサルタント会のセミナーで寝ていましたから。受講料を払って、東京まで新幹線代を使い、しかも講師は法律に精通した会の重鎮です。それでも眠くなるのです。いくら講義の内容が良くても、受講者を眠らせてしまってはプロの仕事ではないと、あれやこれやと試行錯誤しながら工夫をしています。

—— 人事・労務のプロである社労士まで安衛法が苦手となると、唯一伝えられるのは産業医ということになってしまいますね。

井上 いや、本来産業医は法律の専門家ではありません。安衛法は労働衛生コンサルタントの専門領域であって、産業医はその法律の下で動くことが仕事なのです。だから、普通の産業医に安衛法のレクチャーをしろといってもできませんし、求められてもいません。私も宋先生も、労働衛生コンサルタントとして各事業場でお伝えしているのですが、その資格も周知されていないのが現状です。

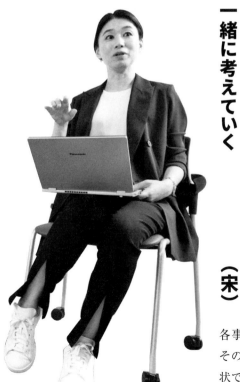

> 高年齢者に向けた職場環境や仕事のデザインを、社員の皆さんと一緒に考えていく（宋）

高年齢労働者の健康リスクとリソース化

—— 高年齢者雇用安定法により、2025年から企業では65歳までの雇用確保が義務付けられました。70歳までの就業確保措置も努力義務とされる反面、年齢相応に健康リスクは高まります。この状況をどうとらえていますか。

井上 健康リスクはあるでしょう。ただその前に、そもそも健康と病気ってなんでしょうか？といいますのは、病気の定義には2つあります。1つは症状の有無で、病気を症状から定義するやり方。もう1つは、「平均からの逸脱」という概念で、血糖値や心電図の波形などの検査値が、平均からどれだけ離れているかで「病気」と判断するものです。健康診断はどちらかといえば後者の定義で評価しています。20歳くらいの人は大体平均なんですが、そこから年齢を重ねるにつれ、個人差が大きくなっていきます。ですから、平均からの逸脱という意味では、高齢になるほど健診での有所見率が上がるのは当然のことで、物理の自然法則です。ただ、糖尿病など予防可能な病気もあります。高血圧などは産業医や保健師が早期に予防医学的な介入をすることで、脳卒中を未然に防ぐことができます。そういう点では、個人事業所や零細企業より、産業医面談をとおして適切な医療につなげられる大企業社員の方が恵まれていると思います。

宋 高年齢労働者が安心して安全に働ける職場環境の実現や健康の確保は、国の重要な安全衛生上の課題の一つです。若いときは皆健康で、年齢が進むとその人の体質だとか、たどってきた生活習慣などによって健康状態の個人差が大きくなってき

> 働く意欲、働く能力のどんどんある高年齢社員は、現役でいていただいた方が、誰にとってもメリットがあるのでは（井上）

ます。そうすると、会社から求められる身体的能力、精神的能力、仕事自体の危険性の有無などによって、健康管理は変わってくるはずです。そこを会社と産業医が一緒になって、高年齢労働者の健康と安全をどう作っていくのかが大事です。健康診断については、井上先生のおっしゃるとおり、大企業は資源も豊富なので、社員に対してさまざまな検査とケアの実施が可能なのです。ただ、ここで、資源に乏しい会社で働く社員たちをどうケアするのかという課題が残されています。

―― 高年齢社員の健康リスクばかりを問題視せずに、企業の人的資源として活かす道もありそうです。

宋　健康リスクは間違いないとしても、社会全体が高齢化しているわけですから、年齢だけの理由で職を失うようなことがあってはなりません。高年齢の方が長年かけて培われた経験や技術を遺憾なく発揮してもらえる方が、社会にとってもいいわけですから、元気で安全に働ける環境や仕事のデザインそのものを考えていかなければなりません。

井上　「何歳以後は年金で生活してください」という時代ではなく、むしろ働く意欲、働く能力のある方はどんどん現役でいていただいた方が、誰にとってもメリットがあるのではないでしょうか。産業医として、そこのサポートができれば一番いいとは思うのですが。

宋　そう。それも健康状態が基準から逸脱する前に、です。高年齢者に向けた職場環境をどう作るか、仕事のデザインをどうしたらいいのかを、社員の皆さんと一緒に考えていく、そうした作業環境管理も産業医の役割です。

井上　私はかつて、2018年にノーベル生理学・医学賞を受賞された本庶佑先生から教えを受けたのですが、先生は82歳のいまも研究所に出ておられるようです。（※2024年現在）

宋　それはすごい！

井上　本庶先生は、免疫チェックポイント阻害因子を発見し、がん治療に応用した業績からノーベル生理学・医学賞を受賞されましたから、普通に考えればとっくに名誉の引退で、悠々自適の暮らしでしょう。ところが、もう1回ノーベル賞を狙えるほどの、免疫分野の新たなアイデアがあるみたいです。この例は特別としても、自身が培ってきたキャリアのなかでしか得られないようなノウハウを持たれている方は、数多くおられるはずです。

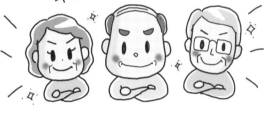

女性就労者への配慮はどうあるべきか

―― 続いて女性就労者についてお伺いします。男女均等の雇用機会が保障されていて、実際、企業内の女性管理職や役員も増えています。ところが、加齢に伴う女性特有の疾患もありますし、男性とは異なるメンタリティもあります。企業、衛生委員会にはどんな配慮が必要とお考えですか。

井上　男女均等といえども、女性は結構割を食っていると思います。健康診断で20〜30代の女性に貧血が多いのは、月経と無関係ではありません。毎月、相当きついはずです。その年代の女性は、出産も子育てもします。それに加えて「仕事もやれ」というのが国の方針なのです。しかも、男性に比べて給与水準が低いのが一般的です。余談ながら、医学生も女性が増えましたが、私の母校では、多くが「将来専業主婦を希望している」というのです。それでは、なんで医学部を受験したのって疑問に思うのですが、本音らしいのです。ワーク・ライフ・バランスをなんとか維持しながら、臨床現場で頑張っている先達の姿を見ても、あまりの大変さに憧れを感じないのかもしれません。医療現場はさておき、理想論として会社側が女性社員の働き方に十分配慮すべきなのでしょうが、現実はまだ男中心社会が色濃く残っています。生産性がなによりも優先されるなかで、多少でも女性に配慮できる余裕のある企業がどれだけあるかということですね。

宋　私は、産業衛生学会の就労女

性健康研究会の世話人になってから、自分自身が女性の健康について考える機会がなかったことに気づきました。医学部でも、生物学的性差を意識した科目はそんなに多くありません。女性は、月経、出産、更年期と生涯にわたって生物学的な影響を受けますから、仕事上、あるいは、心理的、社会的な影響もありえます。一方、企業経営でいくと、片方の性に偏るなど、従業員の構成があまりにも均質だと、投資を呼び込めない時代になってきました。これは国も重要視していて、女性に活躍してもらうための方策を立て始めています。その方策のなかに健康課題に対して、会社としてどう戦略的なケアをしていくのかというのが入ってくるのかもしれません。

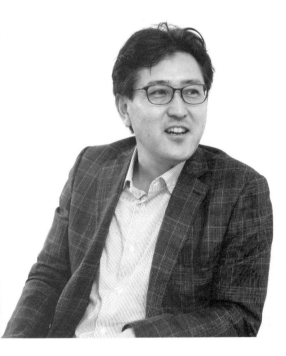

井上　私は保健師を雇用する立場でもあるわけですが、キャリアを見ていて不安定感はあると思います。20代後半で看護師から保健師に転職。2〜3年半かけて基本業務を覚え、産業保健師としてのスタートラインに立ったところで出産。産前産後休業の1年半を終えて職場復帰すると、翌年には2人目の出産で休業という方を見てきました。また、育児や教育にあまり手のかからなくなった40代の保健師だと、今度は親の介護という問題が出てきます。

宋　女性のキャリアや社会的地位などで参考になるのが、2023年にノーベル経済学賞を受賞した、米経済学者のクラウディア・ゴールディン先生の研究です。アメリカでは、弁護士よりも薬剤師の方が報酬が高いといいます。そこでのポイントは3つ。1つは、小さな町の薬局を、ウォルマートなどの大手チェーンが買収して企業の体裁を整え、徹底した業務の標準化を図ったほか、業務のIT化を進めて時間当たりの生産性と報酬の男女格差をなくしました。社員それぞれの事情での働き方があっても、1時間当たりの報酬は変わりません。一方、アメリカの弁護士は企業弁護士が多いことから、24時間365日、企業経営者の都合に応じなければならず、女性では私生活との両立が難しく挫折することになります。その結果、女性薬剤師の方が得られる報酬が多いということになるわけです。長時間労働が常態化している脳外科や心臓外科の臨床医も、女性にはなかなかついていけません。私は精神科臨床医でしたが、それでも大変な思いをしてきました。産業医の場合は、企業に合わせた労働時間という概念があって、1日何時間、週末は休み。さらに独立してからは、時間当たりの報酬体系にしているので、ワーク・ライフ・バランスを自分でコントロールできます。その辺が、クラウディア・ゴールディン先生の研究にも通じるのではないかと思っています。機関投資家たちのディールロジックのなかに、投資先の女性管理職や役員の比率が盛り込まれています。そうなると企業は、まず標準化されていない仕事をどうするのか、長時間労働をしなければ成果が上げられない現状をどう改善するのかを考えるようになるでしょう。政府が推進しようとしている、同一労働同一賃金にも共通するように思われます。

井上　さまざまな制約のなかで、男性と同じ土俵に上がるのではなく、女性が一線で活躍できる仕事はあるはずなのです。これは実話ですが、千葉県で大規模な急性期病院を運営されている理事長の娘さんが、やはり医師なのですが、ご本人は外科医を志望されました。すると父親である理事長は、「外科に行くのなら、結婚、出産、育児という女性のつとめを全部捨てなさい」と、そして娘さんも「捨てます！」という覚悟を示されたという話を聞き、驚いたものです。ですが、眼科などの診療科では、家庭と両立させながら活躍されている医師は大勢います。産業医などもそうですね。企業側の配慮も大切ですが、ご本人のライフプランとして、どうありたいかということだと思います。

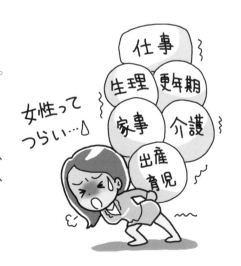

働き方の多様性と弊害

——柔軟な働き方の形態として、在宅勤務やテレワークの導入が広まりました。

もちろん、コロナ禍での三密も大きな契機になったわけですが、産業医の視点から、実施による弊害のようなものは感じられますか。

井上 まず、テレワークについて指摘しておきたいのは、パソコン画面に長時間向き合うのは有害作業なのだということです。VDT症候群はもちろんですが、抑うつ症状を持つ人にとっては、ディスプレイターミナル自体が精神状態を悪化させる恐れがあるのです。身体的には腰痛、肩こり。運動不足は肥満の原因にもなります。当人は、通勤のストレスがないという程度の意識しかないのでしょうが、実は有害作業なのだということを認識していただきたいと思います。ヨーロッパなどでは、週3日程度のテレワーク、週2日出社で、逆に生産性が高まるという研究データがあるようです。

——テレワークと合わせてタイムパフォーマンスを上げるために、コミュニケーション手段もオンラインが主流になりつつあるように感じられます。

井上 気心の知れた社員間のコミュニケーションは、ウェブ上でも通じ合えると思いますが、人間関係のできていない新卒社員や転職者のテレワークは、コミュニケーション障害などのトラブルを招く恐れがあります。

宋 先ほどの、職場の先輩や上司などへの相談機会の減少にもつながりかねません。記録を残すためのメールのやりとりなどもそうですが、文字情報だけで感情まで正しく伝えることはできません。

井上 私の身近なところでもあったケースですが、新卒採用した営業社員がテレワークをしたところ、いきなり適応障害を起こして休んでしまったのです。それで、復職時期の相談を上司にチャットで送ってきたのですが、昭和世代で育った上司は「社会人として非常識だ」と怒っていました。確かにそうなのでしょうが、昭和世代の人間には、平成世代のコミュニケーションと明らかに乖離があるのだと理解することも必要です。

——テレワーク導入による現場の不具合はありますか。

井上 社員の不調とは違うのですが、テレワークを悪用しようとする事例で困っている経営者の話をよく聞きます。我々の世界では「プロ求職者」と呼んでいるのですが、労務関連法規や就業規則を読み込んでいて、自分に優位な解釈をし、体調が悪いから在宅勤務を認めるよう要求してくるというのです。そういう社員が実際に増えていて、「出社勤務は無理なので在宅勤務を認める配慮が必要」という診断結果を主治医に書いてもらい、堂々と会社に提出するのです。困った会社は、産業医に相談してくるわけですが、なかには、産業医に意見書を書かせようとする社員までいます。テレワークをあたかも社員の既得権益のように扱うのは本末転倒な話です。週5日出社するのは労働者側の義務で、どこに出社させるのかは、各事業主が命令する権限を持っているわけです。テレワーク業務を命令するのは企業であって、それが権利に成り代わってしまっているのが現状です。

宋 私の見てきたケースでは、人事部が中心となってルールを整理しました。「働く時間、場所は会社が設定します」「具合が悪いときには就労できないのだから、休んでください」。復帰する際に、主治医が「在宅勤務が望ましい」との見解を示したとしても、産業医の見解は異なることもあります。会社が期待する業務遂行が可能かどうかは、産業医が精査して意見を述べることができるようにしました。最終的な判断は、会社側と産業医、本人、上司で整理するようにしました。

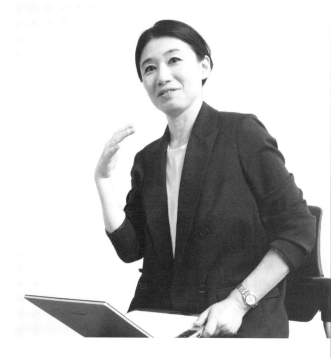

——主治医の立場だと、患者さんの訴えを第一に尊重するような部分があるのでしょうか。

井上 主治医と産業医とでは、立ち位置がかなり違います。裁判での弁護士の業務にたとえていえば、労働者側の弁護士、会社側の弁護士は、相反するポジションに立っているわけです。それと似ていて、主治医は基本的に、労働者の希望どおりに意見書や診断書を書くのです。産業医は労働者と敵対するわけではありませんが、どちらかというと会社側の

立場から意見書を書く傾向がありますから、意見のズレは普通にあります。
宋 不調で休んだ社員が復職するときも、すぐに「100％の仕事をしてください」というのではなく、会社が許容できる一定期間内に100％を目指すことになります。そのなかで戦略的に在宅勤務を加えることもありますが、本人が週5日の在宅を希望したところで、産業医がそのまま意見書を書くことはありません。私が指導している若手産業医の例ですが、ある企業で、精神科主治医が「週1日から復職可能」との意見書を出し、企業から「週1日の復職とはどうしたものか」との相談を受けたということで、相当困っていました。臨床医と産業医の役割が違うマインドセットができていないことが、こうした混乱を招きます。
井上 そこが産業医の立ち位置に関しては一番の根幹となるところなのです。産業医はどこに立脚しているのか。誰の味方なのかという話になってくるのです。主治医は労働者の味方です。これはとてもシンプルですね。では産業医はというと、これがなかなか難しく、多くの産業医が失敗を経験します。産業医はどの立ち位置で仕事をするべきなのか、これまでセミナーを何百時間と受けてきましたが、結局20年間誰も教えてくれませんでした。そこで私なりに考えた結論は「産業医の理想的な立ち位置は『日本経済新聞』のようなポジション」だということです。数ある全国紙のなかでも、日経は中道からやや右派の経営者寄りの立ち位置です。ただ、労働者の読者もたくさんいるため、完全に経営者寄りとはいえません。産業医は、労働者と人事部という2つのグループの方々と接します。極端な右派を取ると、つまり人事部と親密になり過ぎると、労働者側からは敬遠されます。逆に中道左派、つまり労働者寄りにポジションを置くと、会社側との摩擦が起き、うまくいかないことが多いですね。寿司屋さんでいえば、米に加える酢と砂糖の配合比率みたいな感じで、その立ち位置を体得するのに、ある程度の時間がかかるように思います。

―― 産業医の介入によって、必ずしも労使間の中立性が担保されるということではないのですね。

井上 そこが難しいところです。産業医が医学的には中立で、意見を述べることは当然なのですが、では、我々がどこから報酬を得ているのかといったら、それは企業からです。恣意的なバイアスをかけることはもちろんないのですが、完全な中立というのは現実的になかなか難しいところです。
宋 社員本人の希望を聞くことで、本質的な回復につながるのかという問題がありますね。長期的視野に立てば、週1日勤務の復職をかなえてあげるより、週5日安定した勤務ができるまで療養に専念し、十分な回復が認められてから復職させた方が、本人にとっていいはずです。回復が不十分な状態だと、周囲からどう見られているのだろうかという不安が起こります。そこからどんどん精神

> 産業医の理想的な立ち位置は、『日本経済新聞』のようなポジション （井上）

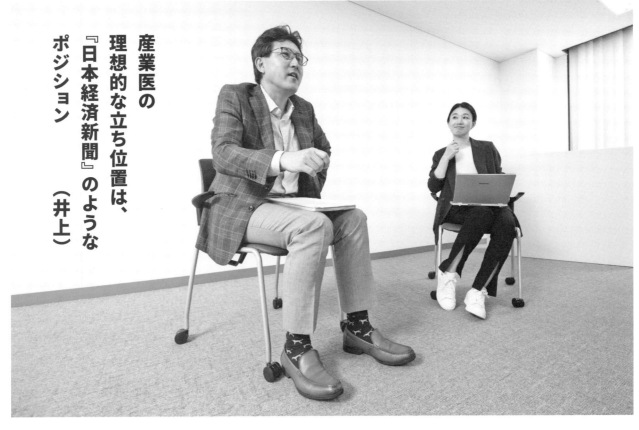

的な壁ができて、孤独感、孤立感のような感情が起こると、メンタルヘルス不調が再燃するといった悪循環に陥る可能性があります。安定して仕事ができるまで療養を継続しましょうと押し戻してあげたことで、回復した経験は多くあります。産業医が復職までのフレームを示した上で、支援してあげることです。それによって本人も成長するし、会社全体の意識も変わります。主治医は患者さんと"一対一"の関係ですが、産業医の場合は"一対会社全体"です。そういう意味で、私は産業医の中立性とは矛盾しないと思っています。

井上　産業医の仕事を、刑事裁判にたとえることができます。被告を起訴した検事、被告の代理人弁護士、そして中心に判決を下す裁判官がいる。産業医は、この3つの役割を担っています。不調を訴える社員が、いつ、どんな条件で復職できるのかを記す産業医意見書は、刑事裁判における"判決文"にも等しいもので、それを書く産業医には裁判官的な側面があります。産業医は、同時に、労働者からは会社における労働環境改善を求められ、それを代弁して会社に伝えることがあります。これはどちらかというと弁護士的な仕事と言えます。一方で、労働者が提出してきた「復職が可能である」という主治医の診断書は判断が甘いことがあり、それを懐疑的にとらえ、復職を安易には認めないという検事的な側面もあります。この三者の業務を、産業医が一人で担うことに、最近、かなりの難しさを感じています。

産業医は社員のワーク・エンゲイジメントにどこまで関われるか

—— 現在の企業は、従業員の健康管理という本来目的に加えて、社員のエンゲイジメントを高めることで、生産性と企業バリューを向上させるサポートを、産業医に期待するような風潮が感じられますが、実際のところどうなのでしょう。

井上　社員のワーク・エンゲイジメントは、本人のモチベーションの問題でもあるので、産業医が関与するのはなかなか難しいでしょう。ですが、適応障害については多くの産業医が診ています。適応障害の概念は広いのですが、要は現在の仕事環境が悪くて、メンタルに不調をきたした状態です。職場の環境に問題がある場合は、その改善を会社に提言します。環境ではなく、適正に問題がある場合は、また対処法は別になります。与えられた仕事に適応できないという場合は、得意なことを仕事にするということです。さらに言うと、一番良いのは、楽しいと思える作業を仕事にすることです。論語に「之を知る者は之を好む者に如かず。之を好む者は之を楽しむ者に如かず」という一節が収められています。仕事に例えると、仕事のやり方を知っている人と、その仕事が好きな人を比べると、後者の方が上位なのです。そして、仕事が好きな人と比べると、仕事を楽しんでいる人の方が上ということになります。仕事が合わないことが理由で適応障害になる人は、まず自分に向いている仕事を選ぶこと。そのうえで得意な仕事、次に好きな仕事、さらに楽しい仕事を選んでいく。この三段階で見ると、一番ワーク・エンゲイジメントが高いのが、3番目の楽しんで仕事をしている人ですよね。

もう、15年前のことですが、産業医の河津雄一郎先生がセミナーのなかで「産業医の究極の仕事は配置転換」とおっしゃっていたのが印象に残っています。産業医は、就業制限の必要性についてはよく意見書に書くのですが、河津先生は「適切な配置転換が必要であるという意見書を書くことこそが産業医の一番大事な仕事だ」と言われていました。人事部がやっている社員へのサポートを、産業医的にアプローチできたら、そこにワーク・エンゲイジメントを高める回答があるような気がします。それは労働者と労働環境の双方についての理解が要りますので、医学の領域を超えているのですが。

宋　ワーク・エンゲイジメントは、企業が機関投資家などに向けた開示情報の候補にも入っていますし、健康経営の構築においても対策が不可欠で、指標の改善が課題として下りてきています。でも、現場ではどう対応したらいいのかが分からないという状況です。じゃあ、産業医の仕事なのかといわれると、そうではないのかもしれません。しかも、いろいろな文献を調べても、ワーク・エンゲイジメントの改善に関する先行研究はあまりありません。ただ、新職業性ストレス簡易調査票のなかにワーク・エンゲイジメントが入りましたので、測定はしているのです。職業性ストレスモデルにおいても、仕事の資源を強化することでワーク・エンゲイジメントが高まるのではないかという仮説は立てられています。これから分析が始まるというところでしょうか。

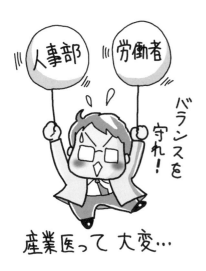

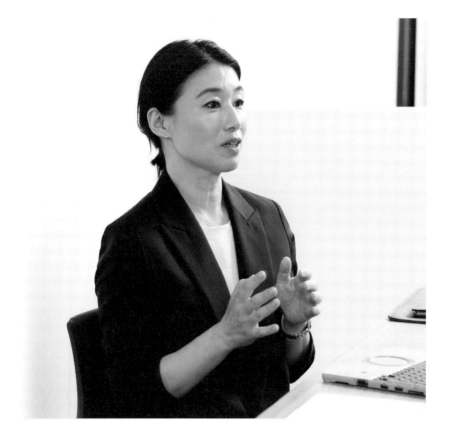

井上 日本で多分一番ワーク・エンゲイジメントが高いのは、メジャーリーガーの大谷翔平選手だと思うのです。彼は、もう存在自体がワーク・エンゲイジメントで、労働に喜びが満ち溢れていますよね。得意な野球をやって楽しみ、しかも結果を出している。また、先日の日経新聞で、ジェラルド・カーティスというアメリカの政治学者が「竹下登元首相が、選挙での得票工作や政局のトラブル解決を本当に楽しんでいた」という指摘をしていた記事がありました。これらがワーク・エンゲイジメントが高く、成功した人たちの例です。これらは特別なケースですが、一般サラリーマンも、自分の得意な仕事、能力に合う仕事を選んで、その仕事を楽しめるようにすることが、ワーク・エンゲイジメントの一番大事なところではないかと思います。好きなことを仕事にするというより、仕事を楽しむ工夫をする。

宋 そうですよね。井上先生の話を聞いて思ったのですが、ワーク・エンゲイジメントって産業保健専門職だけが関わる話ではなくて、人事部による採用・育成・配置・評価の仕組みのなかに、どうやってワーク・エンゲイジメントの実現を組み込んでいくか。そこに産業保健専門職が関与できるとしたときに、何があるのかなということだと思います。

健康経営へ向けた産業医の関与

—— 経済産業省の推進もあって、健康経営に取り組む企業が増えています。そのメリットは、働く社員のみならず、外部の幅広いステークホルダーにまで及び、結果的に企業価値を高めています。昨今、「健康経営優良法人」の認定が、就活学生の決め手にもなるという話も耳にしました。
健康経営への取り組みについて、産業医はどのように関わっているのでしょうか。

井上 健康経営の制度を作られたのは、長年大阪ガスの統括産業医を務めて来られた岡田邦夫先生(医学博士、NPO法人健康経営研究会理事長)で、私も2〜3回講演を聴き、直接お目にかかったこともあります。岡田先生は、米国の経営心理学者ロバート・ローゼン氏が1980年代に、健康な従業員こそが収益性の高い会社を作るとする「ヘルシーカンパニー思想」を提唱し、それを概念とした健康経営を日本に導入されました。ロバート・ローゼン氏は、「労働者の健康管理に1ドル投資したら、3ドルのリターンが得られる」ことを、ジョンソン&ジョンソンで実証研究し、成果が認められた方です。労働者の健康管理にお金を払うことは、ビジネスとしてブレークイーブンするどころか、300％の利回り投資に等しい、つまり、元々倫理の話ではなく、お金の話なのですね。「健康経営」という言葉からは、厚生労働省の管轄だと考えそうなものですが、岡田先生はあえて経済産業省に話を持ち込まれました。この選択が慧眼です。経産省と組んで、企業の株価、東証株価指数、日経平均株価を比較したところ、健康経営に取り組む企業の株価が高いことを調べ上げました。さらに秀逸なのが、「みんなで健康経営に取り組もう」という提言ではなく、上場企業のトップテンを業種別に抽出し、各業種1社だけを健康経営銘柄に指定するとしたわけです。いわゆるトリクルダウン理論なのですが、指定に漏れた会社は「当社は不健康なのか？ではすぐに取り組もう」。さらに中堅企業・中小企業も「当社も名刺に刷り込みたい」ということで、たちまち社会全体に広まりました。

—— 経産省に持ち込まれたという、岡田先生のセンスは医師の視点を超越していますね。

井上　すごいセンスです。1960年代に人間ドックを推奨した、故日野原重明先生にも似ていますね。日野原先生は、政治家や大企業オーナーなどを対象に実施していきました。つまり、社会の最上位からトップダウンさせていったわけです。中国に、「小医は病を治す。中医は人を治す。大医は国を治す」ということわざがあります。岡田先生、日野原先生ともにご専門は内科なのですが、両者とも紛れもなく大医です。国全体に予防医学の概念、システム、社会制度を導入させたわけです。

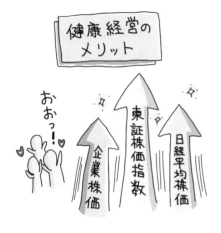

—— 宋先生も健康経営に関与されてきたと思いますが、いかがですか。
宋　健康経営は大企業の多くが目指すところでしょう。私自身、健康セミナーの開催などで関与したことはありますが、産業保健専門職として、どういうプランがあるのかなというのはあります。企業の目的は健康経営銘柄への選定にあるわけで、会社のなかの産業保健の基盤を整備し、目標設定とプロセスを作るという構造の構築に関与できるのではないかと思っています。

産業医のポジションと権限

—— 労働三法を基点に、労働者の権利・健康を守る法律や制度が常に先行していて、あとはプロの産業医に委ねるような風潮があるように感じます。労働安全衛生法が正しく周知されないまま、働き方改革関連法が大きくPRされると、今度は皆がそちらに向いてしまう。現場で正しく運用していくには、産業医がもっと強い権限を持つべきだと思うのですが。

井上　日本の産業医の権限はまだ弱くて、いうなれば企業の人事課長補佐みたいなポジションです。産業医の制度は、400年前にイタリアで生まれたわけですが、基本的にソーシャルデモクラシーの国で発展してきたものです。ですから、アメリカやイギリスなど、資本主義国にはなかったのです。産業医のポジションは各国で異なりますが、日本が一番弱いのですね。フランスでは産業医ではなく、médecin du travail、日本語では労働医となりますが、労働者1名から産業労働医が関与します。日本では、「労働者50人以上の中規模事業所以上」という規定がありますが、フランスの場合は1人でも雇用するときは、産業労働医の診察を受けなければなりません。さらに、労働医には事業主に対する命令権が付与されています。「この労働者を今日から働かせてはならない」と事業主に命令できるのです。助言権しかない日本と比べると雲泥の差で、非常に強い権限を発動できます。スウェーデンはさらに強く、企業のボードメンバーに必ず産業医を加えなければなりません。

—— 人事部から相談を受けて、組織人事に直接関与することはできないのですか。

井上　トップマネジメントに直接アクセスすることはできませんが、その企業にあまりに組織的な問題があるときは、「こうしないとまずいですよ」と、文書で示す勧告権はあります。文書はそれなりの重みを持つものの、日常的に行使するものではありません。私も過去20年間で4回、奇遇にも同じ20年間で、ゴルフでのホールインワンも4回ありましたから、それと同じくらい珍しいことですし、軽い気持ちで書ける内容のものではありません。
宋　勧告権行使を理由とした、既客企業からの契約解除を不当と訴えた裁判がありましたが、産業医の請求は棄却されました。
井上　負けましたね。それだけに、トップマネジメントに関与することはとても少ないのです。法律で与えられた権限であっても普通は行使できないわけで、それで産業医に企業価値の向上など果たしてできるのだろうかとは思います。
宋　制度的には確かに産業医は弱い立場です。それでも昔に比べると、人事部からはいろいろなことを相談されるようになりました。私が最初に産業医を務めた世界最大手のIT企業では、海外など遠隔地に社員を配置する際、その地に特徴的な感染症などの健康リスクを調査し、就労体制や事故防止対策などの戦略を立てる産業医がいました。井上先生が

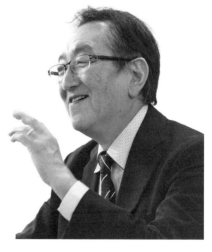

おっしゃる、制度でポジションを作るケースと、会社に必要な機能として必要な人材を配置するパターンがありました。

井上 岡田邦夫先生は「健康経営を導入した産業医は、取締役などできない」と言っておられました。どうしてかというと、産業医は勧告する立場であって、取締役になると自分たちの利益に反して勧告することになってしまうからです。労働者の健康管理と事業経営上の利益が一致しないケースがあることから、法律上も不適切とされています。スウェーデンとは根本が違うわけで、どちらがいいのか分かりませんが、スウェーデンでの産業医は人気職で、憧れの仕事なのです。

産業医は人気職!?

―― 日本ではどうなのでしょうか。

井上 それが、日本でもすごい人気職になっていて、産業医科大学が実施する6日間の産業医学基礎講座受講の抽選が、アイドルのライブチケット並みに入手困難だそうです。それで、多くの若い医師が産業医資格を取ることができずにいるようです。

―― 厚労省の発表では、産業医の有資格者が10万7千人（※2022年）。ということは、数字上、医科医師のおよそ1/3が有資格者ということになるのですが、ほとんどの医師が現場未経験だと思われます。そこで、結果の出せる専門性や、提供するサービスの質を担保しようとしたとき、一つは先生方も持つ「労働衛生コンサルタント」という上位資格になるのでしょうが、少なくとも質の均霑化（きんてん）という部分ではどうお考えでしょうか。

井上 寿司屋や中華料理店と一緒で、企業にもレベル差があります。社員50人にやっと届く中小企業の産業医には、あまり高度なことを求められていない傾向が感じられます。むしろ専門性を発揮しようとすると、逆に「なんか面倒な人が来たな」と煙たがられる。「ただハンコを押してほしいだけなのに」と言うわけです。高級中華料理を好む人もいれば、500円のラーメンを食べたいという人もいるのです。そういう現場を見れば、必ずしも質を担保する必要のない産業医に対するニーズだってあるのかなという部分もあります。

―― 企業側にしてみても「当社の業種や規模でどの産業医に相談すべきか」の判断基準がないだけに難しいところでしょう。

宋 私、ここ数年で面白い経験をしたのですが、友人からの相談で社員30人の企業が、産業医を探しているというのです。「ハンコを押してほしい」というだけの要望は避けてきたのですが「とにかく、話だけでも聞いてあげてほしい」ということで行ってきました。そうしたところ、その企業はIPO（新規株式公開）を目指していて、主幹事証券会社から「労務問題を絶対に起こすな」と。つまり、「産業衛生に精通した産業医を選べ」ということでした。産業医へのニーズは、必ずしも数値上の業績や規模だけでは図れないようです。

井上 私にも似たような経験があります。社会貢献性の高いビジネスモデルを構築した農業ベンチャー企業があって、でも理想を追うあまり、創業以来3期ずっと赤字経営だったのです。その会社が、昨年TOKYO PRO Marketで上場を果たしました。奇跡といえる偉業です。人事部長が言われたのは「産業医への委嘱がプ

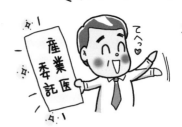
ハンコだけ押してくれればOK！

ラスとなり、衛生委員会をずっと続け、議事録も残せたことが大きい」ということでした。決算上の数値評価はあまり高くないものの、安衛法に基づいた活動が、今後の成長可能性に大きく寄与したようです。

宋 マーケットが、企業の持続的な成長の根幹を見て評価するようになってきたのでしょう。先の例でも、アルバイト感覚の産業医ではなく、産業医を生業としている人を探していました。とはいえ、社員数30人で上場を目指すのは、目が回る忙しさで、形だけの衛生委員会に時間が割けないというわけです。そこで、衛生委員会の意義は「労使の対話であること、経営者が社員の声を聞くことで、合理的で無駄のない経営を行うことにある」という説明をしました。そうしたところ、経営陣や人事の方も理解を示され、働きやすい職場、働きがいのある仕事の実現のために、労使が話し合う衛生委員会を作ろうということになったのです。30人中の10人、つまり社員の1/3が衛生委員として毎月1時間、闊達な意見交換がなされました。

井上 そういう志の高い企業で産業医を務めるのはすごく楽しいのですが、私は20年前に小さな町工場などからやり始めたので、当時は意識の違いに驚きました。ただ、いま担当している大阪のIT企業は、会社が15人ほどの衛生委員会全員に、第一種衛生管理者の資格取得を義務付けました。私も初めての経験ですが、やりがいはあります。

宋　経営に安全・健康が結びついた会社にとっては、産業医への委嘱は投資だと思っているようです。そこを結び付けたのは健康経営もあるのですが、健康経営によって業績が上がった、株価も上がった、採用にも好影響といったデータがエビデンスとなっていると思われます。

優秀な産業医をいかに育成すべきか

――衛生委員会をリードし、成果の出せる産業医をどう育成していくかということについて、セミナーを受講する機会などはあると思うのですが、現場感覚としては、なかなか難しいのではないでしょうか。

井上　そんなことはないと思いますよ。臨床医を育てるのは、症例数と指導医だけなのと同じです。料理人の世界だって、良い食材と良質な客、キチンとしたシェフの下で修業すれば、上質な料理が作れます。産業医も一緒で、症例数があってちゃんとしたスーパーバイズを受ければ、どの産業医も伸びるはずです。やるべきことは難しいわけではありません。ただ、セミナーを受け、知識を詰め込むだけでは何のことだか理解できません。実際に産業医を担当して、上位医師の指導を受ければ、やっていけると思います。

宋　井上先生のおっしゃるとおり、知識だけでは絶対にできない仕事です。知識プラス経験、スーパーバイザーの指導が必要なわけですが、その大前提として、産業医に求められる機能・技能は何かという整理と、それを習得するためのカリキュラムで知識を身につけ、OJTと実践があり、サーティファイしていく仕組みがないと、本当の意味で機能を果たせる産業医は増えてこないでしょう。それを、いまの従業員50人以上選任という規定のなかで教育しようとすると、どうしても外部からの支援が必要です。

井上　本来であれば、大学院のような教育研究機関で、実務者を育てる産業医学講座を作るのが本筋でしょう。毎年50～100人程度、2年間のOJTでの実践的な教育で。現在の産業医科大学の講座が、実践ではなく、管理濃度を定める、許容濃度を高めるといった研究に向いている傾向があるので、そこに手が挙がらないのではないかと思います。

宋　実践を体系化しなければなりませんね。研究者ではなく、実務家としてどういうコンピテンシーが必要なのか、それをどう育成して評価し、配置するのかの仕組みがないと解決しません。

井上　いまの日本の大学院は、マスターにせよドクターにせよ、研究論文を書くことが目的になっていますが、そもそも産業医は実務家なので、あまり論文がなく、現状の大学院のコンセプトに合致しません。ただ、実務家としての弁護士を育成するロースクールが出てきているのと同様に、産業医の世界でも可能ではないかと思っています。

――実務とはいえ、産業医の場合、若い臨床医に研鑽を積ませる病院とはまた違う世界ですから、難しいところですね。
ところで、産業医の片腕となる保健師の育成は、上司となる産業医の役目ではないでしょうか。

宋　保健師は、元々法的に公衆衛生の専門職なので、かなり産業保健専門職として活躍ができるのではないでしょうか。保健師それぞれにいろいろなバックグラウンドがあるようですが、産業保健は、リスクアセスメント、原因の調査、再発防止の措置があり、それらをマネジメントしていくことです。ヨーロッパだと、医師、保健師のほかに統計学者やマーケティングの専門家もチームに加わり、産業保健の機能を構築しています。日本にもそれをやろうとしてる人たちがいると思います。

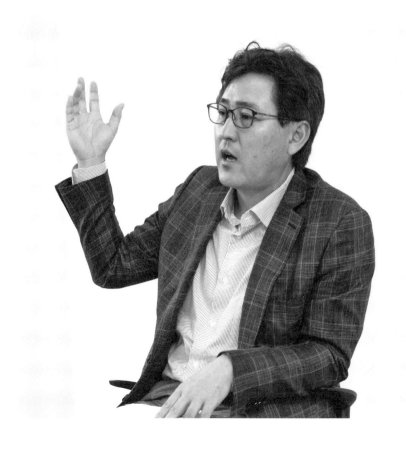

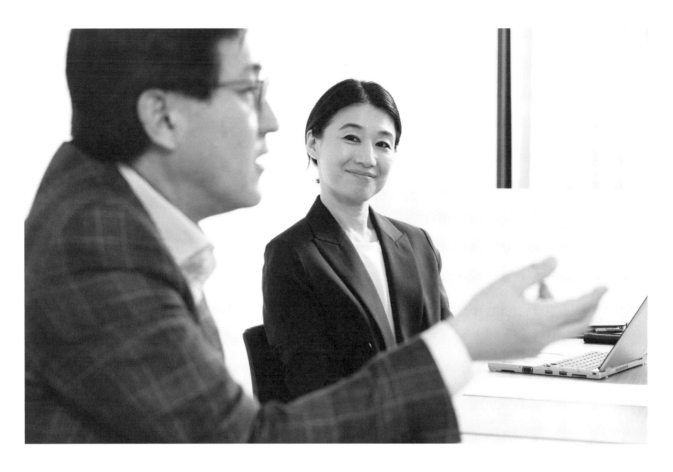

―― 一般的に保健師というと、保健所に勤務する公務員のイメージが強いのですが、産業保健のサービス提供者としての適性もあるでしょう。複数の保健師を雇用されている井上先生のご意見はどうでしょうか。

井上　私は産業医の仕事が、実はかなり難しいということに、産業医を始めて15年ほどで気づきました。遅すぎますよね。というのは、産業医は、裁判官と弁護士と、場合によっては検察官の仕事を同時にしなければならず、現実的にはほぼ無理ではないかと感じています。産業医の主業務は意見書の作成ですから、中立的な立場に立つ裁判官の業務が中心になります。そうすると、労働者を保護し、的確な医学的助言を与えるという弁護士的な業務が弱くなってきます。そこを保健師が代わりにやってくれると、とても助かります。ただ、「産業保健師」という言葉は、法律では規定されておらず、労働安全衛生法では、「保健師」の業務として、次の4つほどが規定されています。

①健康診断実施後の保健指導
②ストレスチェックの実施者
③小規模事業場の労働者の健康管理
④衛生管理者

産業保健に未経験な保健師がまず、産業医のアシスタントとして、①や②を数年経験した後、③ができるような産業保健師へとステップアップするような形で育成できたら理想的であると考えています。④は、本来は医師の業務だったのですが、現在は、保健師や事務職にまで拡大されています。広い意味での④というのが、産業保健師の最終到達点であるように思います。

―― 労働衛生コンサルタントの話が出ましたが、産業医プラスアルファの資格者であることの意義は大きいのでしょうか。

井上　少なくとも安衛法を真剣に勉強してきたのだろうなという担保にはなります。ただ、それが産業医としての能力の高さを示すのかとなると、そこまではいっていない感じがします。その論法でいくと、社会保険労務士や弁護士資格まで持つ産業医だっています。文科系の資格を持つ医師がそれほど有能なのかといったら、オーバースペック過ぎるのではないか、産業医の業務の本筋とは若干ズレているのではないかと思わないでもありません。

宋　企業側から見たときに、自分たちのニーズに応えてくれる産業医は、同じ資格のなかでは分かりにくいと

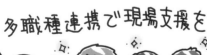

いう問題があります。その面でいうと、産業衛生コンサルタントを取得していると、産業医の仕事も回ってきやすいというのは一時期ありました。ただ、産業医の制度自体が、本当にこのままでいいのかという議論は必要です。働く人に本当に貢献できるコンピテンシーを整理して、資格そのものを見直すことも必要でしょう。

井上　シンプルに言えば、産業医のクオリティは、どんな意見書を書いているか、どんな講義資料を使っているかでほとんど分かります。

――これから産業医に職場改善の依頼をしようとする事業場、そして、これから産業医を目指す医師は、それぞれ、どういう意識をもって臨むべきだとお考えですか。

宋　この重要な問いについて、私は公衆衛生学研究科の大学院の指導教授からいただいた言葉を思い出します。「産業保健は社会にとって必要不可欠なものであり、たとえ産業医制度がなくなったとしても産業保健はなくならない」という教えです。これはILO/WHO1995年の産業保健の定義にある「労働者の健康の保持増進、労働の安全と快適さの確保、労働に伴う健康障害の予防を企業の経営システムに反映する」という、普遍的な目的を再認識すれば明らかです。企業が「人」という社会的資源を活用して事業を運営している以上、労働者の健康に配慮することは社会的責任であると同時に、合理的な経営判断でもあります。適切な産業保健を事業に組み込むことで、企業は競争優位性を得るとともに、持続可能な経営を実現できます。医師にとって重要なのは、産業保健が産業医だけの仕事ではなく、多職種連携のもとで遂行されるべきであるという認識を持つことです。例えば、労働者、経営者、衛生管理者、保健師などと連携することで、現場に根ざした支援が可能となります。一方で、企業は産業保健専門職を採用・評価する際、そのコンピテンシーやリーダーシップを重視するべきです。形式的な関与ではなく、労働者と事業の双方に具体的な成果をもたらす人材が求められます。本質的な目的を達成するには、企業と医師の双方が「責任」と「協働」の意識を持ち、健康で生産的な労働環境の実現に向けて取り組むことが重要です。

井上　結局、企業と言うのは、人の集まりで、最大の資産も人なので、いかに人の生産性を引き出すかというのが、企業経営にとって一番大切になると思います。生産性というのは、健康状態と本人のモチベーションというのが大切になってきます。産業医はその前者に深く関わるため、ある意味、経営にも関与していることになります。目の前の労働者だけでなく、会社全体の生産性にまで目を配れる産業医というのが求められる時代ではないでしょうか。

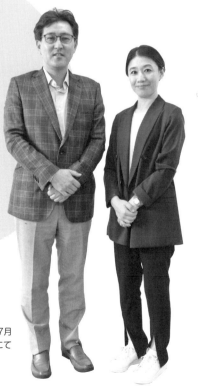

産業医は裁判官と弁護士、場合によっては検察官の仕事を同時にしなければならない（井上）

2024年7月
日本医業総研セミナールームにて

宋　裕姫　Song Youhwi

株式会社OHアナリティクス代表医師、公衆衛生学修士（専門職）、博士（公衆衛生学）。労働衛生コンサルタント（保健衛生）、精神保健指定医。産業衛生指導医、精神科専門医制度指導医、社会医学系指導医。産業医科大学にて精神医学の研修を経て、スタンフォード大学医学部客員研究員として睡眠研究に従事。その後、日産自動車健康保険組合で健康推進に取り組みつつ、産業医科大学特命講師や帝京大学公衆衛生学研究科の学外講師を務める。ストレス関連疾患の研究・教育に注力し、2016年には国際学会で若手ポスター賞を受賞。産業医学や公衆衛生分野で幅広い活動を展開中。

おわりに

私が産業医を始めた20年前は、産業医は人気のない仕事でした。産業医の講習会も参加者はまばらで、寝ている高齢の医師や、赤ちゃんを抱っこしている女性医師をよく見かけました。それが今では、産業医資格を取得するためのセミナーは満席で、抽選に当たらないと受講できません。産業医資格を更新するためのセミナーもすぐ満員になり、京都・大阪・神戸では受講できず、東京まで出かけていかないといけないような状況です。

企業が求める産業医像も、昭和時代での工場の内科診療所の管理医師から、平成時代のメンタル対応ができる医師へ、そして令和時代には人事労務問題の解決や予防、職場の環境改善提案ができるコンサルタント的な医師へと替わってきているように感じています。医学と法律の変更についていき、企業の抱える人事労務問題の解決にも寄与できる医師というのは、なかなか大変であると感じています。

救急医の診断と比べて、産業医の面談ははるかに簡単だと、私は初めそう思っていました。しかし産業医の仕事は、企業に対して正確な意見書を提出し、労働者への医学的助言を伝え、主治医が出してくる診断書を批判的に吟味する、という1人3役が求められているということに気づくまでに15年かかりました。例えて言えば、裁判官と弁護士と検察官の3つの業務を兼ねているようなものです。法曹界では1人3役というのはあり得ない話ですが、産業医にはそれが求められています。

10年ほど前、ゴルフ場で出会った母校の本庶佑先生に「君が産業医を選んだのは、先見の明があったね」と言われました。PD-1という未知のたんぱく質から抗がん剤を創り出した、先見の明の塊のようなノーベル生理学・医学賞受賞者からの言葉は意外でしたが、自分の進んだ道は間違っていなかったと思いました。病気が進んだ重症者の治療ではなく、職場で働く人の健康管理を支援するという予防医学は、一生をかける価値がある仕事ではないかと考えています。

20年かけて書き溜めてきた資料を出版するよう提案してくださった株式会社日本経営 名誉会長の小池由久様、編集・事務を担当してくれた医療法人福命会 健康管理支援室の皆さん、姫野祐治事務長、面白いイラストで紙面を華やかに飾ってくださった赤池キョウコ様、レイアウトを作成いただいたオフィストイボックスの櫻井美佳様と高島利充代表、編集業務を統括された日本医業総研出版部 小川孝男さんの力添えでこの本が生まれました。深く感謝します。この本が、日本の会社の衛生委員会を活性化し、働く人の健康の助けになることを祈念します。

2025年3月9日

井上　敬

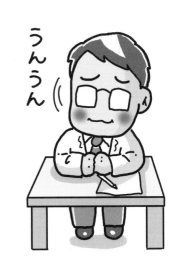

Profile

井上　敬
Inoue Takashi

【略歴】
1999年に京都大学医学部を卒業後、大阪赤十字病院救急部に勤務。治療医学の限界に気付き予防医学に専門を転換し、産業医として労働者の健康管理支援業務に従事する。NTT西日本京都病院健康管理センター、社会医療法人愛仁会総合健康センターを経て、2008年より医療法人福命会理事長。

【資格】
日本医師会認定産業医（2005年）
労働衛生コンサルタント（2013年）

【著書】
健康方程式（2005年 文芸社）
The Health Equation（2006年 OnBook）
健康方程式 365（2007年 木楽舎）
マンガでわかる健康方程式（2015年 マスブレーン）

【産業医担当企業】（※2025年3月現在）

建築資材製造会社	（枚方市／従業員数150名）
システム製造会社	（枚方市／従業員数150名）
物流センター	（枚方市／従業員数80名）
家具製造会社	（旭川市／従業員数60名）
人材派遣会社	（仙台市／従業員数150名）
住宅設備製造会社	（東京都／従業員数100名）
急性期病院	（大阪市／職員数800名）
建設会社	（大阪市／従業員数300名）
生命保険会社	（大阪市／従業員数800名）
製鉄工場	（姫路市／従業員数300名）
物流倉庫	（神戸市／従業員数200名）ほか

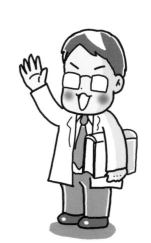

＼ **御社の健康管理は万全ですか？** ／

お気軽にお問合せください！

従業員の健康管理をサポートするため、御社にあわせた様々なサービスを提供します。

● 一般／特殊健康診断
● メンタルヘルスケア、休職者の復職サポート
● ハラスメントなど各種健康相談

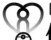
医療法人 福命会
健康管理支援室
大阪市中央区本町2丁目2番5号　本町第2ビル7階
TEL：06-6263-2255（9時～17時・土日祝定休）

WEB面談対応可
精神科産業医在籍

ホームページ

Instagram

産業医・産業保健サービスのことなら　医療法人福命会　検索

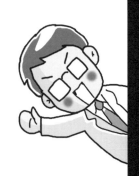

みんなの衛生委員会

2025年5月11日　第1刷発行

[著　　者]　井上　敬

[イラスト]　赤池　キョウコ

[デザイン]　櫻井　美佳（オフィス トイボックス）

[写　　真]　丸山　裕

[発 行 人]　猪川　昌史

[発 行 所]　株式会社日本医業総研
　　　　　　本社
　　　　　　〒541-0053　大阪府大阪市中央区本町2-2-5 本町第2ビル
　　　　　　出版部
　　　　　　〒101-0048　東京都千代田区神田司町2-2-12 神田司町ビル9F
　　　　　　TEL：03-5297-2300　FAX：03-5297-2301
　　　　　　https://www.lets-nns.co.jp

[印刷・製本]　有限会社ダイキ

©Inoue Takashi 2025／Printed in Japan
ISBN978-4-911081-02-0 C1047

- 本書に掲載する統計等のデータ類、並びに関連法規等は、2025年3月時点のものです。

- 乱丁・落丁本は送料小社負担にてお取替えします。ただし、古書店にてお買い上げの本は、お取替えいたしかねます。

- 本書の無断複製（コピー、スキャン、デジタル化）、並びに無断複製物の譲渡及び配信は、著作権上での例外を除き禁じられています。